# がん患者の
# 意思決定支援

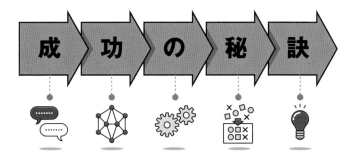

成 功 の 秘 訣

著 **堀 謙輔** 関西ろうさい病院産婦人科第2部長　緩和ケアセンター長

中外医学社

# はじめに

　「がん患者の意思決定支援　成功の秘訣」というタイトルで，1冊の本を書く機会をいただきました．「成功の秘訣」とは，なかなか煽ったタイトルだと自分でも思っています．タイトルをみて手に取り，読んでいただいた方をがっかりさせないように，今，自分の持つものをできるだけ表現したつもりです．

　自分の持つものをここに示したものが，みなさまの心に響くかどうかは，正直，心配ですが，せっかくいただいた機会ですので，とにかく全力で挑んで，評価は読者のみなさまにお任せして，すがすがしくありたいと思っています．

　まずは，この本を読んでいただく前に書いている私の立場を知っていただく方がいいと思うので，すこしだけおつきあいください．

　私は，兵庫県尼崎市にあるがん診療をしている600床超の比較的大きな総合病院で産婦人科の臨床医をしております．そのかたわらで，病院の緩和ケアセンターのセンター長も兼任しております．

　産婦人科では分娩のとりあつかい，婦人科がんの診断や治療，そして若い先生の指導を行っています．週に2回は婦人科外来を，週に2〜3日は手術も担当しています．緩和ケアセンター長としては，緩和ケアチームのリーダーとして，チーム介入が必要な患者さんやその患者さんを担当する医師や看護師さんたちの相談に乗っています．チーム介入の業務のほとんどは，チームのメンバーである腫瘍内科医，精神科医，緩和ケア専門看護師，薬剤師，理学療法士，ソーシャルワーカー，公認心理師など多職種で行われており，私自身のしていることはマネジメント業務であり，それぞれの職種のメンバーが力を発揮しやすいように場を作り，うまくいっている時は見守り，うまくいかない時にはアドバイスやコーチングをするという役割です．

　産婦人科の診療と緩和ケアチームのマネジメントをするなかで，患者さんや医療従事者の意思決定支援をする機会が多くなってきました．当初は自己流で何とかしてきたのですが，時に難渋する出来事に遭遇することも増えてきました．立場的にも，若いスタッフが困っている出来事を私が何とかしなければならないことが出てきました．

　そのような関心・契機のなかで私がよりどころとしたのは，哲学と行動経済学でした．

目の前の患者さんにどの医療行為をおすすめして，受けていただくかということを決めるには，「統計学」で示された「医学的根拠」だけでは不十分だと思い，「正義」や「善」について書かれた哲学書を読み始めました．そのなかで，「構造構成主義」という哲学を基本とした「本質行動学」という学問と実践を説かれている西條剛央先生（エッセンシャル・マネジメント・スクール代表）の教えにたどり着きました．そして幸運なことに，西條先生から直接，教えをいただけたことで，ずいぶんと救われました．

　哲学を支えにして，自分たちがどう考え，意思決定をしていくかというセルフマネジメント，チームマネジメントはできるようになったものの，それを目の前の患者さんやご家族に伝えようとした時に，「どうもうまく伝わらない」ということがありました．「自律尊重の原則」からすると患者さんやご家族が決められたことを大切にしなければならないのはわかっているのですが，目の前の患者さんが明らかに問題があるような選択をされる様子をみると，専門家としては強いジレンマに陥ります．誰にとっても「最善」というのは難しいかもしれないけど，やはり患者さんがあからさまに不幸にはなってほしくないという気持ちを抱えていました．そんな時に出会ったのが，大阪大学の大竹文雄先生と平井啓先生たちが始められた「医療行動経済学研究会議」でした．行動経済学，心理学や文化人類学など，いわゆる文系の研究者の方々と，医療従事者の有志が集まり討論をし，「医療現場の行動経済学」という1冊の本を出版していく過程で，患者さんやご家族だけでなく，専門家であるとされている私たち医療従事者でさえも陥りがちなバイアスの存在を知り，意思決定においてバイアスの悪影響をどうやって和らげるかについて学ぶことができています．

　したがって本書は，「構造構成主義/本質行動学」に基づいた哲学と「医療行動経済学」について私が学び，実践していることを中心に書いております．

　私もまだ浅学の身で，これからも成長をしていかねばならない医療従事者の一人ですので，読んでいただいたうえで忌憚のないご感想や，ご意見をいただければ幸せに思います．

2022 年 5 月

堀　　謙輔

# 目次

人間は本当に「自由な」意思決定ができる
存在なのか？ ～「あたりまえ」を疑う～ …………………… 1

自由意志はあるのか？ ………………………………………… 1

リバタリアニズムとパターナリズム …………………………… 2

人生の山場や分岐点を一番理解できるのは本人とは限らない …… 4

知っておきたい「バイアス」と「ナッジ」
～行動経済学入門～ ………………………………………… 6

システム1とシステム2 ………………………………………… 7

プロスペクト理論 ………………………………………………… 7

現在バイアス ……………………………………………………… 11

サンクコスト（埋没費用）の誤謬 ……………………………… 12

利用可能性ヒューリスティックス ……………………………… 13

確証バイアス ……………………………………………………… 14

正常化バイアス …………………………………………………… 16

ハロー効果 ………………………………………………………… 17

後知恵バイアス …………………………………………………… 17

平均回帰 …………………………………………………………… 18

トレードオフのタブー視 ………………………………………… 20

ナッジ ……………………………………………………………… 21

ナッジを用いることの倫理性 …………………………………… 23

## 長生きは最善か？ 〜価値観の多様性〜 ……………… 26

生存期間の長い人ほど幸せなのか？ ………………………… 26
がん治療に関するエビデンスの多くは「統計学」を用いて
作られている ……………………………………………………… 26
「そば」派はそばだけを食べ続けるのか？
〜「もやもや」のすすめ〜 ……………………………………… 29

## チーム医療，成功の秘訣 ………………………………… 32

人がそうするには理由がある …………………………………… 32
肯定サンドイッチのすすめ ……………………………………… 33
一度にたくさんのことを言わない（ワンミニッツ・ルール） …… 35
アンガーマネジメント …………………………………………… 35
反応しないスキル ………………………………………………… 36
タウマゼイン（驚き）話法 ……………………………………… 37
解決できない至らなさはみんなでシェアする ………………… 37

## 心だけでは伝わらない
〜コミュニケーション・スキルを身に付けよう〜 …………… 40

明日からできる会話術，「音読み」ではなく「訓読み」を ……… 40
「タフな交渉」でもある意思決定支援 ………………………… 41
ハーバード流交渉術 ……………………………………………… 41
コミュニケーション・スキルが必要であるというエビデンス ……… 43
コミュニケーション・スキルをどうやって身に付けるか？ ……… 44
短時間で身につく serious illness care program（SICP）……… 47
共感型コミュニケーションと問題解決型コミュニケーション ……… 48

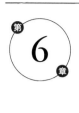

## 患者にとって「選ぶ」とは何か？
### ～意思決定を支える「いのり」と「ゆるし」～ ………………… 51

未来は無限にあるのか？ ……………………………………… 51
過去は取り返しがつかないのか？ ………………………… 53
人間は成長するから，首尾一貫しない …………………… 55
人生に分岐点などないかもしれない ……………………… 56
「選ぶ」とは？　選択する「喜び」と「重荷」……………… 57
がん治療への抵抗心がなくなっていく …………………… 58
経験する自己，記憶する自己，そして予測する自己 …… 59
インフォームド・チョイスがより重荷を増す …………… 61
「ゆるし」と「いのり」……………………………………… 62

## コトバについて考える　～構造構成主義入門～ ………… 65

コトバについて考えるのが「哲学」……………………… 65
構造構成主義をこの本の柱に据えた理由 ………………… 69
本質行動学について ………………………………………… 70
構造構成主義における構造と志向相関性 ………………… 70
価値観コミュニケーション ………………………………… 73

## 患者にとって「善」とは何か？
### ～「プロセス」にとどまらない意思決定支援～ ………………… 76

医療倫理の４原則 …………………………………………… 77
「正義」とは？ ……………………………………………… 78
正義と道徳が強すぎる ……………………………………… 79
「善」とは？ ………………………………………………… 80
「善」は自分一人で決められるのだろうか？ …………… 81
目指すのは「最大多数の最大幸福」なのか？ …………… 82

人間が抱える「責務」 ·········································· 83

### 第9章
意思決定能力 ·················································· 84
意思決定能力の判定 ·········································· 84
合理的配慮 ···················································· 85

### 第10章
意思決定支援，成功の秘訣 ································· 88
「成功」とは何か？ ············································ 88
戦略的ニヒリズム ············································· 89
方法の原理 ···················································· 91
手段・方法の自己目的化 ···································· 91
みんなちがって，みんないい ······························ 92
コトバ，コミュニケーションに特許はない ················ 93
指を自分に ···················································· 94
意思決定支援，成功の秘訣 ································· 95

### Column

原理原則は禁止則になりがち ······························ 25
チーム医療の評価"PRO" ···································· 38
聞いてさしあげる ·············································· 50
責任・裁き・祈り・怨し ········································ 63
意思決定のタイミングがない?! ······························ 86

参考文献 ······················································· 104
おわりに ························································ 107
索引 ···························································· 109

# 第1章 人間は本当に「自由な」意思決定ができる存在なのか？
## 〜「あたりまえ」を疑う〜

> ### 本章のポイント
>
> - 困った時は，「あたりまえ」を疑うことから始めよう．
> - 意思決定を支援することが困難なのは，そもそも人間にとって「自由な」意思決定が困難だから．
> - 重要なことの決定は本人に委ねたいところだが，実は自分一人で決めることは難しく，そのような場面でこそ他人の力が必要である．

## 自由意志はあるのか？

まず，はじめに，みなさんに「人間に自由意志はあるのか？」という質問を投げかけてみます．この質問を投げかけられた時に，質問している私に対して，「頭がおかしくなったのでは？」という思いを持たれる方も少なくないと思います．

大雑把に言うと，哲学はあたりまえを疑ったうえで本当にそう言い切っていいのかを考え抜き，それでもなお，みなが納得せざるをえない考え方（本質）を導き出す学問です．上記の問いについて深く強く考えるためには，哲学の「あたりまえ」を疑う機能が非常に役立ちます．

長い間，「あたりまえ」と思っていて，毎日を過ごしていても特に困ることのないことを哲学者といわれる人たちが一生懸命に考えて，それを文章にしてきました．ついには哲学者どうしが競い合うなかで，ほかの哲学者が考えていないようなことばかりを考える哲学者が増えてきました．そんな状況を，哲学者でない一般の人々は「哲学は生きていくのに，役に立たない」と考えるようになりました．さらに時代が進み，生活の困りごとは科学が解決してくれるようになり，哲学は徐々に忘れられていくようになってしまいました．

この本を手に取ったみなさんですから，がん患者さんやご家族，そして，がん診療に関わる医療従事者の意思決定支援を考えるにあたり，すでに「あたりまえ」になってきている科学的に証明された医学的根拠だけでは，人間の意思決定支援に困

難をきたすようになったと感じておられるのだと思います．

　哲学者のなかには，私たちが日常的に「あたりまえ」だと考えている「人間の自由意志の存在」について大真面目に考えて，書物にしている人が多くいます．あまりにその哲学論は複雑なので，紙幅の関係上，人間に自由意志があるかについてこの本のなかでは多くを述べられません．「人間に自由意志がある」という命題は「あたりまえ」ではないという視点があるということだけは知っておいてください．

　例えば，日常生活のなかで私たちは，まるで「自由意志」という運転手が頭のなかにいて，私の体というロボットを自由自在に操っていると言えるでしょうか？実は，日常生活のほとんどは直観的，あるいは無意識に行動しているはずです．そうでないと，生きるのに疲れ切ってしまいます．

　私は何も，人間には自由意志など全くないと言いたいのではありません．たしかに，多くの場面では，人間に自由意志があると言い切ってしまって，すなわち「あたりまえ」としても特に困ることはないのです．

　しかし，ほかの医療チームのメンバー，患者さんとそのご家族の意思決定支援について考えようとする時に，どんな時でも，どんな状況にある人でも，人間には自由意志があって，それだけを信じていれば間違いのない意思決定支援ができるという考えに固執してしまうと，迷子になってしまいます．まずは，「あたりまえ」をわきにおいて考えることは大切だと思います．

## リバタリアニズムとパターナリズム

　医療現場での意思決定支援について考える前提として，まずはリバタリアニズムとパターナリズムという言葉を知っておきましょう．

　リバタリアニズムとは，日本語で言うと自由主義です．先ほどまで書いていた「人間には自由意志がある」という「あたりまえ」に基づいた考え方です．

　極端に言うと，本人が選んだことさえ行っていれば，その結果，本人がどうなろうと知ったことではないということになります．

　イギリスの哲学者であるジョン・スチュアート・ミルが書いた「自由論」[1]の中には，一般に「愚行権」とよばれる記載があります．他人からみて愚かであると判断されるような行為でも，本人がその愚行の結末を引き受ける用意があるのなら，そのままにしておくほうがいいとミルは語っています．ここだけを切り取って，現代の自由主義社会では「自業自得」や「自己責任論」という話に発展していますが，みなさんの多くは，この考え方に全面的に賛成できないと思います．

JCOPY 498-02292

患者さんが，何かしらの愚行，例えば不摂生や不道徳，あるいは非合法な行為のためにある疾患になったからといって，医療行為に手心を加える人はいないでしょう．また，患者さんに対して食事や禁煙，禁酒，休養などの生活上の指導の世話を焼くのも，愚行のまま放置しては患者さんのためにならないと私たちが考えているからでしょう．ミルも，愚行を放置することは人間の自由の許容範囲ではあるが，その範囲のなかでは最もひどい仕打ちであると記述しています．

　かたやパターナリズムとは「父権主義」と訳されます．リバタリアニズムとは全く逆の考えで，患者さんは知識がなく，自由にさせていると間違った方向にいくものなので，専門家である医療従事者がすべてのことを決めてしまおうという考え方です．

　みなさんの多くは，患者さんのためになることをしてあげたいと思っているでしょう．それはとても自然なことです．ただし，この自然な姿勢は，過剰な世話焼きを生み出しがちです．極端になると，「悪いようにはしないので，私に任せておきなさい」というものの言い方になってしまいます．すなわち，患者さんのためになることをするのが「あたりまえ」という考えにこだわっていると，患者さんの思いを抜きにして，勝手にものごとを決めてしまうことになります．

　医療の世界でこのパターナリズムが問題とされ，患者さんやご家族に十分に説明をして，自分のことは自分で決めてもらうようにしようと，「インフォームド・コンセント（説明と同意）」を義務づける運動がこの30年ぐらいで進み，一定の効果を生み出しました．私が医師になったのがちょうど，その頃です．医学は日進月歩であり，30年前と比べると，患者さんが手にする医療情報は格段に大量かつ複雑化しています．それらの情報を患者さんが十分に理解して，自分にとっての最善を，患者さんの自由意志だけで選択することが難しくなってきていることをみなさんも感じていることでしょう．

　そこで，「インフォームド・コンセント」にかわって唱えられるようになったのが「シェアード・ディシジョン・メイキング」です．これは，医療に関わる意思決定を医療従事者が支援し，患者さんとともに行うことを意味します．「インフォームド・コンセント」は患者さんの自由意志に重きをおいた「リバタリアニズム」の思想を基本にしています．しかし，この本のいたるところで語っているように，個人の自由意志には限界があります．特に医療に関わる意思決定は，生命が関わっていることの重圧と，高度な知識が必要となることから，個人の認知や判断には大きな障壁があります．情報だけ与えて，患者さんを突き放してしまう形になる「リバタリア

ニズム」ではなく，それまでの「パターナリズム」でもない「リバタリアン・パターナリズム」が，「シェアード・ディシジョン・メイキング」を実践するうえで必要とされています．「リバタリアン・パターナリズム」とは，次の章で解説する行動経済学の権威であるキャス・サンスティーンとリチャード・セイラーによって提唱された考え方です．社会のなかで個人の自由を保障しつつ，「より良い結果」に導こうとする思想です．簡単な言葉で言うと，「ほったらかし（放任）」と「おせっかい（過保護）」を両立させる試みと言えます．サンスティーンも論文のなかで，両立させることの難しさを「倫理性」として語っています（第2章「知っておきたい「バイアスとナッジ」 ～行動経済学入門」参照，p.6）．そして，リバタリアニズムの哲学とパターナリズムの哲学とを対立させることなく，実践に移すために，後に語る「構造構成主義/本質行動学」（第7章「コトバについて考える ～構造構成主義入門～」参照，p.65）を私が本書の柱の一つにすえました[2,3]．

## 人生の山場や分岐点を一番理解できるのは本人とは限らない

　繰り返しになりますが，私たちは，人間に「自由意志」があることを疑っていません．ほとんどの人が，自分のことは自分で決めることができると信じています．だからこそ，ある患者さんがこれから受ける医療行為の選択は，患者さん本人が行うのが原則であるとしています．

　この原則に従うことができないときがあるとすれば，それは本人に「意思決定能力」がない時であると，私たちは信じています．

　しかし，客観的な指標を用いた「意思決定能力」が正常範囲内にある人であっても，その人の人生という物語で，たしかにその人は「主人公」なのですが，「主人公」が思うがまま物語が進むとは限らないのです．それは，単に「人生は思い通りにいかない」という素朴なことを語っているのではありません．

　ある人は，その人自身の物語の「主人公」でありながら，ほかの人の物語の「登場人物」でもあります．ある人は，自分自身の人生の物語のなかでは，これまでの歴史や，自身のもつ価値観や倫理観により「最善」を判断し意思決定しようとしますが，物語に登場する他人たちはそれぞれがもつ異なった価値観や倫理観をもって行動しており，「主人公」の考える通りに動いてくれるわけではありません．

　また，人が自らに関して常に明確にとらえることができるのは「この世に生を受けた」という事実だけです．その後の人生のただなかにあっては，その人に降りかかるイベントや遭遇する登場人物などの明確な全体像を，リアルタイムに本人の視

4

点からとらえきることはできません．なぜなら，ものごとの全体像を理解するために
には，それを俯瞰的（「鳥の目」のように真上から見下ろすようにみる視点のこと）
にとらえる必要がありますが，人生の全体像を俯瞰するには，ある程度の時間を経
て，過去の物語として自らの人生を振り返る時まで待つ必要があるからです．

　この本で主なテーマとしているのは，人生の最終段階に直面するがん患者さんの
意思決定支援です．「死」に直面した生を生きるという状況，さらに「死」を迎える
瞬間というものは，死後の世界の可能性を考えに入れなければ，本人が物語として
俯瞰し，全体像を理解する機会は永遠に与えられません．そんな物語の渦中にある
患者さんは，今が山場だとか，分岐点だとかはわからなくても不思議ではありませ
ん．もし仮に，自分の人生の山場や分岐点の瞬間が，自分なりにわかったと感じた
としても，その自分なりの認知や判断というものは，自分のなかにある限られた価
値観や倫理観を使って行われています．ですから，自分の力だけでは，人生におけ
る重要な決定を的確にすることはむずかしくなります．私が「リバタリアン・パ
ターナリズム」による「シェアード・ディシジョン・メイキング」が必要であると
考えている理由はそこにあります．

　例えば，進行がんの治療を受けている患者さんのなかには，考えうる治療を尽く
した結果，効果がみられなくなり，「死」を覚悟したうえで，どのように最期まで自
分らしく生きることができるかを考えるほうが望ましい時期を迎える方もおられま
す．しかし，渦中にあるご本人は「まだ，大丈夫」と感じている場合や，「とはい
え，まだ次の治療があるはず」と考えがちです．そして，もはや有害ともいえる積
極的治療にこだわり，今後の暮らしについての話し合い，いわゆる advance care
planning（ACP）が全く進まないまま，最期の 1 カ月を迎えます．気がつくと，ご
本人がもう動けない状態になっているということは，しばしば経験されることです．

　このように，自らの人生の終焉に差しかかっているご本人が，人生の物語のどこ
にいて，どのように行動したらいいかを，当事者ゆえに判断しづらくなることがあ
ります．この当事者ゆえの認知や判断のしづらさを解明する学問の 1 つとして，行
動経済学という分野があります．「リバタリアン・パターナリズム」による「シェ
アード・ディシジョン・メイキング」を実践するためには，行動経済学を理解した
アプローチが有用であると考えます．次の章では，行動経済学の知見のなかで，医
療行為の意思決定支援をする時に知っておいたほうがいいものを選んで，その要約
を解説します．

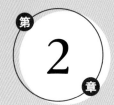

# 知っておきたい「バイアス」と「ナッジ」〜行動経済学入門〜

第2章

> **本章のポイント**
>
> - 人間は，正確な情報を与えられれば，的確な判断ができるというわけではない．
> - 行動経済学的な考えかた（バイアスやヒューリスティックスなど）を理解することで，一見，合理的でない判断をする人の行動が理解できるようになる．
> - 行動経済学的な手法（コミットメント，フレーミング，ナッジなど）は，人間の意思決定をより合理的な方向に修正することを可能にする．

　経済学の分野の1つに，行動経済学があります．行動経済学はまだ新しい学問です．これまでの古典的な経済学の考え方では人間特有の感情による判断の存在が無視されて，すべての人間が合理的に意思決定する存在（ホモ・エコノミクス）としてとらえられてきました．しかし，人間の意思決定には数値だけでは測ることのできないものが作用していることがわかってきて，それを解明しようと試みているのが行動経済学です．

　医療と行動経済学を結びつけることで，患者さんやご家族，そして医療従事者の意思決定が行われる仕組みを理解して，よりよい意思決定支援が行われるようにするために，私たちは「医療行動経済学研究会議」で話し合いを続けています．この医療行動経済学の詳細について関心のある方は，私も一部の執筆担当をさせていただきました「医療現場の行動経済学　すれ違う医療と患者」（大竹文雄，他編著，2018年，東洋経済新報社）[4] と「実践医療現場の行動経済学　すれ違いの解消法」（大竹文雄，他編著，2022年，東洋経済新報社）[5]，そして行動経済学そのものについては大竹文雄先生が書かれた「行動経済学の使い方」（大竹文雄，2019年，岩波新書）[6] をお読みいただけるとよいと思います．ここでは，がん患者の意思決定支援をするにあたって，知っておくべき行動経済学の用語の解説を簡単にさせていただきます．

　ただし，行動経済学の理論はおおまかな傾向を示しているにすぎません．意思決定支援をするにあたって知っておくほうがいいですが，理論通りにしていれば，常にうまくいくというものでもないことは最初に断っておきます．

## システム1とシステム2

　ダニエル・カーネマンは，行動経済学という新研究分野の開拓への貢献を理由に，2002年にノーベル経済学賞を受賞しました．彼の著書である「ファスト＆スロー　あなたの意思はどのように決まるか？」(2014年，ハヤカワ・ノンフィクション文庫)[7]の冒頭で，人間の意思決定が行われる仕組みの前提として，システム1とシステム2 **表1** が語られています．

　タイトルのファスト（速い）とスロー（遅い）は，それぞれシステム1とシステム2のことで，システム1とは直感的で素早い判断のことを指し，システム2とはシステム1の判断の後でゆっくりと起こる，論理的な思考と判断のことを指します．残念なことに，システム2はなまけもので，システム1による直感的な判断を支持しがちです．この仕組みからすると，システム1による間違った直観による判断が行われ，さらにシステム2によってその判断が支持されて，人間は自信満々になると考えられます．これから説明するバイアスやヒューリスティックスと名付けられている間違いや偏りは，おおまかに言うと，この仕組みから生じると言えます．

　例えば，初回治療の説明の時には，直感的に抗がん剤が嫌いという患者さんが多いでしょう．このような患者さんに，どうして抗がん剤が嫌なのかを尋ねると，たくさんの理由をあげられます．それらの理由の多くは，システム1により直感的に抗がん剤が嫌であると判断したことを，システム2を用いて支持するために集められた情報や考えられた思考であるために，「抗がん剤を受ける」という視点で，抗がん剤を受けることによって得られるメリットについては考えられていないことが多いのです．

　これから解説していく「プロスペクト理論」や「バイアス」，「ヒューリスティックス」の仕組みは，このシステム1と2の関係性を基本にして理解することができます．

**表1** システム1とシステム2

| システム1 | 早い判断 | 直感的 |
|---|---|---|
| システム2 | 遅い判断 | 論理的だが，なまけものでシステム1を支持 |

## プロスペクト理論

　カーネマンが提唱した理論で最も有名なものが，プロスペクト理論です．プロス

**表2** 確実性効果と損失回避

| |
|---|
| 説明 A 「手術を受けると 95％の人が 5 年後，生存しています」 |
| 説明 B 「手術を受けても 5％の人が 5 年以内に亡くなられます」 |

ペクト理論とは，簡単にがん治療の意思決定支援の場面での実例で言うと，例えば，「手術を受けると 95％の人が 5 年後，生存しています」という説明 A と，「手術を受けても 5％の人が 5 年以内に亡くなられます」という説明 B は，合理的に考えれば全く同じ内容を述べているにもかかわらず，受け取る側の印象が異なるので，A の説明を聞いて手術を受ける同意をする人と，B の説明を聞いて手術を受ける同意をする人の割合が異なってしまうという仕組みを解明したものです．そして，プロスペクト理論は，おおまかに確実性効果と損失回避という考え方からできています **表2**．

## 確実性効果

　医療行為，特にがん治療の意思決定をする場面は，不確実な条件が情報として与えられます．さきほどの説明 A と説明 B の例を出した時に，読者の方のなかには「100％だったら決められるのに！」と思った方もおられるのではないでしょうか？　人間は，100％と 0％という確率を好んで選択する傾向があります．100％や 0％というのは「確実」ですが，そこから少しでも離れていると「不確実」であると判断します．そして，確率の低い損失に対しては，より起こりやすく感じとり，確率の高い利得に対しては，より起こりにくく感じとってしまうのです．

　例えば，あなたががん患者で，すでに標準的な治療としてすすめられた治療はすべて行ったとします．そして，残念なことに治療効果がなくなってきています．その一方で，がんによる体への影響も出てきているので，担当医は積極的ながん治療を行わず，緩和ケアを中心とした意思決定支援を考えています．そんな時にあなたは知人から「あるがん治療を行うと，1％の人が治癒した」という情報を得ました．ただし，あなたはこのがん治療を行うために，自宅から遠く離れた病院に 2 週間に 1 回通院することと，年収の半分ぐらいの費用を支払わねばなりません．

　さて，この場合に，あなたは 1％という確率をどうとらえるでしょうか？　おそらく，多くの方がかなり積極的に受け止めたことでしょう．

　私はこれまで多くのがん患者さんやそのご家族と向き合ってきましたが，「1％でも可能性があるなら」という言葉を数えきれないぐらい聞いてきました．終末期に

差しかかった時に，この言葉を口にしない方はむしろ珍しいと言えます．

## 損失回避

研究者の方から叱られそうですが，損失回避とは，ものすごく簡単に言うと，人間は得をするより，損をするほうをより嫌うということです（より詳細を学びたい方は，参考文献にもあげておりますが，ダニエル・カーネマン[7]「ファスト＆スロー あなたの意思はどのように決まるか？」（2014年，早川書房）や大竹文雄「行動経済学の使い方」（2019年，岩波新書）[6]などがおすすめです）．

がん治療の意思決定をする場合に，死というのは明らかに損失です．たくさんの治療を行い，効果がなくなってきた患者さんは，死を現実味のある損失としてとらえるようになります．そして，死という損失を回避するために，できる限りのことをしようと考え始めます．

一方で，がんと診断した直後にする初回治療の説明ではどうでしょうか？　患者さんによっては，がんと診断されただけで死を現実的にとらえる人もいるでしょうが，多くの方は，今元気に生きていることを参照点（損得勘定の基準点）にして，これからのものごとと比較して評価します．ですから，どちらかと言うと，あまり現実味のない「がんによる死」よりも手術や抗がん剤の治療によって「今の（治療を受ける前の）元気な状態が失われること」を損失として重くとらえます．

## フレーミング効果

確実性効果と損失回避の考え方から，最初にあげた説明AとBのような使い分けが可能になります．

「手術を受けると95％の人が5年後，生存しています」という説明Aは生存という利得に焦点をあてていますので，これを「利得フレーム」と言い，「手術を受けても5％の人が5年以内に亡くなられます」という説明Bは亡くなるという損失に焦点をあてていますので，「損失フレーム」と言います．説明する「フレーム」によって，受け手の意思決定に影響を与えることを「フレーミング効果」と言います．

確実性効果と損失回避の考え方によると，説明AのほうがBよりも同意取得率が高くなると言えます．実際に，同じような実験で，このことは明らかにされています．この例の場合，医療従事者としては患者さんに手術を受けることに同意してもらいたいと思うのが自然なので，わざわざ損失フレームで説明する人はいないと思いますが，再発治療や緩和ケアセッティングの場面になると，案外，この仕組みを

考えずに好ましくないフレームで説明してしまいがちです.

　例えば，抗がん剤の効果が乏しくなってきたがん患者さんに対して，「この抗がん剤を単剤で投与した時の奏効率はおよそ 20％です」という利得フレームで説明すると，患者さんはとても積極的な印象を受けることになります．ここに，さらに積極的な印象を与えようとするならば，「奏効率はおよそ 20％です」を「5 人に 1 人に効果があります」と置き換えた利得フレームでの説明をすることになります（百分率で伝えるより，何人中に何人と伝えられるほうが同じ確率でも「起こりやすく」感じます）．しかし，現実は治療後の生存期間を中央値で 2 カ月ほど延長することが統計で示された治療にすぎないことを担当医はよく知っています.

　また，説明 A と B のように利得の確実性が 95％とかなり高い場面では，どちらのフレームを選択したほうがいいかは，患者さんが，その性格にかかわらず，比較的容易に選ぶことができるでしょう．しかし，その次にあげた例のような進行がんや再発後の治療，緩和ケアセッティングのように利得の確実性が低くなってくると，「利得フレーム」と「損失フレーム」の選択は理論だけでは説明できないこともまだあります．現時点で言えることは，患者さんにとって好ましい「おススメ」を設定したうえで，患者さん自身の性格に配慮したフレームを選択したほうがいいでしょう．例えば，元来，怖がりの人に「損失フレーム」を用いると，治療に必要な同意を得ることが困難になります．また，極度に楽観的な人に対して「利得フレーム」を用いると同意は得られるかもしれませんが，意思決定とは別に，治療による合併症や有害事象について全く考えていないということが起こりかねません.

## 4 分割パターン

　さて，このような本人の性格を考慮に入れずに多くの人間の一般的な傾向として，直面しているリスクに対して，リスクをとろうとするのか（リスク追求的），あるいはリスクを避けようとするのか（リスク回避的）による分類が，確実性効果と損失回避の考え方に基づいた「4 分割パターン」としてまとめられています 表3 .

　この 4 分割パターンによると，「生」という利得の確率が高い局面，すなわち比較的早期に発見されたがんに対する初回治療を説明するというような場面では，こちらの予想（「初期のうちに見つかったのだから，早々に手術を受けたら根治できるはず」）に反してリスク回避的になる傾向があり，反対に「死」という損失の確率が高い場合，すなわち，終末期に差しかかっているような場面では，患者さんやご家族には事実をていねいに説明すればするほど，リスク追求的になる傾向にあると言えます.

**表3** 4分割パターン

|  | 利得局面 | 損失局面 |
|---|---|---|
| 高い確率<br>確実性の効果 | 95％の確率で5年間生存できる<br>万一の失敗を恐れる<br>**リスク回避**<br>合理的には不利な選択肢でも受け入れてしまう | 95％の確率で5年以内に死ぬ<br>何とか損失を防ぎたい<br>**リスク追求**<br>合理的には有利な選択肢でも却下してしまう |
| 低い確率<br>可能性の効果 | 5％の確率で5年間生存できる<br>大きな利得を夢見る<br>**リスク追求**<br>合理的には有利な選択肢でも却下してしまう | 5％の確率で5年以内に死ぬ<br>大きな損失を恐れる<br>リスク回避<br>合理的には不利な選択肢でも受け入れてしまう |

## 現在バイアス

　人間は，なぜ今やったほうがいいことを先延ばしにしてしまうのか？　「今日でできることを明日に延ばすな」ということわざや，有名予備校講師が放った「今でしょ！」という流行語など，人間が先延ばしをしてしまう傾向があることはほとんどの人が実感していることです．

　夏休みの宿題を夏休みが終わりに近づくまで手をつけないことや，クレジットカードのリボ払いを申し込んだ結果，後からとてつもない債務を負わされることなど，大人も子どもも現在バイアスに悩まされています．

　現在バイアスとは，現在，目の前にあるものの大きさは現実以上に大きく見えて，遠い未来のものを小さく見積もってしまう傾向 **図1** のことで，無意識にそう思ってしまうので，厄介なものです．

　がん治療の意思決定支援において，患者さん本人やご家族にていねいな説明が必要な場面においても，次の機会にしようという現在バイアスが働いてしまいます．なるほど今説明しても，後から説明しても，説明にかかる時間は同じです．と言いたいところですが，宿題と違って説明の場合は，適切なタイミングを逃すと，説明に取られる時間はむしろ増える危険性があります．再発や緩和ケアセッティングの説明を先延ばしにすることは，患者さんやご家族の参照点の移動（おおまかに言うと，「比較的元気に暮らしている」という視点から「近いうちに死ぬだろう」という視点への移動）が遅れることを意味します．後から話を聞いた肉親が登場して，時間をかけて作りあげた緩和ケアセッティングをちゃぶ台返しをされた経験はだれにでもあることでしょう．参照点の移動を適切に行うためには，適切なタイミングで対話をすることを，複数回繰り返していくことが重要です．複数回繰り返すことで，

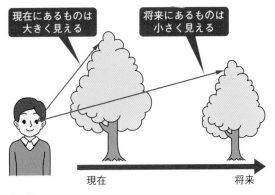

**図1** 現在バイアス

以前にした話がフリとして効くことで理解が深まり，参照点の移動が容易になります．

　では，この現在バイアスをどうにかして克服する方法はあるでしょうか？　その方法の1つとして，とても有効であるとされているのがコミットメント手法です．コミットメントとは日本語で言うと約束になります．有名なダイエット・ジムのCMにも使われていた言葉ですので，すでに多くの日本人が慣れ親しんだ言葉ですね．コミットメントは2つに大別することができます．1つ目は，自分自身で締め切りを意識して，適時に実践するように促す方法であり，内的コミットメントと言います．そして，もう1つは，自分以外の外の人から行動を促してもらうようにするという外的コミットメントです．例えば，自分自身でやせるために明日の朝からジョギングをしようと決めるのは内的コミットメントです．そして，明日の朝からジョギングをすることを友人などに公表して，人の目を借りてジョギングを必ずやろうとするのが外的コミットメントになります．普通に考えると，内的コミットメントで実践できるような人はすでに自らの力で現在バイアスを克服できている人と言えますので，外的コミットメントを用いるのがおすすめです．具体的な外的コミットメントには，周りに実践したいことを宣言する，それが恥ずかしければ，目に見えるところに実践することや目標を紙に書いて貼る，あるいはスマホやPCの機能で，メモ，タスク，カレンダーやリマインダーを用いるなどがあげられます．

## サンクコスト（埋没費用）の誤謬

　あなたが，長い間，手術や抗がん剤治療を受けてきた患者さんだとします．がん治療が長くなりますと，当然，治療にかけた費用や時間，そして労力は多大なもの

**JCOPY** 498-02292

となります．残念なことに，今，あなたの目の前で，担当医からこれからの過ごし方について，積極的ながん治療を行わず，緩和ケアを中心とした医療を提供するという説明がされています．あなたは，これまでの治療のことを考えると，やってきたことが無駄になるのではないか？　と考え始めます．

　冷静に考えると，積極的治療をこのまま継続しても，ここで中断しても，過去に支払った費用や時間，労力が返ってくることはありません．

　本来であれば，これからの自分にとって何が幸せなのかをよく考えて，これからの過ごし方を考えたほうがいいはずで，目の前の担当医もそのように説明してくれているのですが，どうも納得がいきません．

　積極的がん治療という方向性で努力を続けないと，これまでのことがすべて無駄になってしまうという気持ちに陥ることを「サンクコストの誤謬」と言います．

　この気持ちは，簡単になくすことはできません．これまでにかけた埋没費用が大きければ大きいほど，その傾向が強くなることもわかっています．がん患者の意思決定支援の場面で，このサンクコストの誤謬を取り除こうと試みても，徒労に終わるかもしれません．1つ言えることは，治療を提供する側として自分自身がサンクコストの誤謬に陥っていないかを客観的に見つめて，すでに患者さんにとっては有害かもしれない治療を漫然と継続していないかという視点を持つことが重要です．また，目の前の患者さんがサンクコストの誤謬に陥っていたとしても，医療者側がこの仕組みを理解していることで，「どうして，わかってくれないんだ！」と感情的にならずに，冷静な気持ちで患者さんの訴えを傾聴して，共感の姿勢で対話できるでしょう．このようなサンクコストの誤謬に陥っている方に対しては，これまでの努力を振り返り，労うことから始められると，医療者側自身の気持ちも落ちつくと思います．患者さん側も，これまでの努力が認められていると感じることで，医療者の言うことに耳を傾けようとするでしょう．

## 利用可能性ヒューリスティックス

　ヒューリスティックスとは，問題に直面した時に論理的に考えて正解を導き出すのではなく，直観的に答えを導き出そうとする方法で発見的手法とも言われます．生きていくためにヒューリスティックスは必要です．ヒューリスティックスがなければ，私たちは，さまざまな局面で常に思い悩んでしまい，解決できるタイミングを逃してしまうことでしょう．

　たくさんあるヒューリスティックスのなかでもがん患者さんと対話していくなか

で感じられる典型的なものとして，利用可能性ヒューリスクティックスがあります．利用可能性ヒューリスティックスとは，頭のなかにあるたくさんの情報のなかから，今直面している問題と関連する情報のなかで最も利用しやすい情報を引き出してくることで，即座に判断しようとすることです．

　例えば，有名な芸能人ががんで亡くなられて，連日のようにニュースやワイドショーなどで取りあげられると，しばらくの間は，がんを心配して健康診断を受ける人が増えます．当然のことながら，がん健診を受ける人にとって，がんになる確率が急に増えたわけではありません．合理的な判断に基づけば，がんになるリスクがあがれば健診を受けようとするはずですが，この例の場合は，有名人ががんになったというニュースが影響しているだけであり，その人の発がんリスクが上がったわけではありません．

　また，雑誌やテレビやインターネットなどで紹介されている治療法や健康食品の体験談は，それぞれの媒体の専門家によって人々の印象に残りやすいように伝えられます．このような情報は，私たちの脳の引き出しのなかでも取り出しやすいところに収納されるので，1つの体験談にすぎないものでも，インパクトの強い情報ならもっともらしいことに感じてしまうのです．テレビ画面の端に小さな文字で「※個人の体験談です」と書いてあったとしても，すでに人間の脳は自然に反応してしまっています．

　繰り返しになりますが，ヒューリスティックスをなくすべきと言いたいわけではありません．できるだけ早くに決断しなければならない問題に直面した時，不必要に悩むことなく，すばやく意思決定できる場合もあるので，ヒューリスティックスから導かれた判断に助けられることもあるのです．

　また，これまでの例とは反対に，利用可能性ヒューリスティックスを医療者側が用いることもできます．がん治療がうまくいっている方のお話しをすることや，「自分の家族だったらこうする」という言い方を用いるのはエビデンスに基づいた話し方ではありませんが，相手のヒューリスティックスに訴える有効な方法であると言えます．時に一部のがん患者さんが信じ込んでしまう民間療法や「医療否定本」も，医療者の一部の方によって，患者さんが持つヒューリスティックスに巧みに訴えかけるものばかりであるため，その洗脳をとることが難しいのだと思われます．

## 確証バイアス

　確証バイアスとは，システム1による直観的な判断を支持するために，その判断

JCOPY 498-02292

を支持する材料だけを集めようとする偏りのことです．

　抗がん剤を受けたくないという意識の強い方は，インターネットや本，あるいは知人や，ほかの専門家のなかで抗がん剤の悪い部分を強調した情報を得ようとします．その一方で，抗がん剤の効果についての情報を無視するか，あるいはその価値を小さく見積もります．結果として，患者さん側から医学的根拠のない高額な免疫療法や民間療法を逆提案してくることがたまに見受けられます．

　また，終末期に差しかかって，担当医から積極的治療よりも緩和医療をすすめられた時にも，まだ治療法が残っているはずという思いや努力をすれば願いは必ずかなうはずという直感から，積極的治療法についての情報だけを探すようになります．もちろん在宅医療やホスピスなど，これからの過ごし方に関する情報も本やインターネットにはたくさんあるのですが，それらの情報は無視するか，価値を軽く見積もります．

　確証バイアスは，患者さんやその家族だけのものではなく，医療従事者にもあります．人間はだれしも，自身の直感による判断を支持してくれる情報のほうに価値や心地よさを感じます．一方で，自身の直感を否定する情報を不快に思い，できることなら無視しようとします．例えば，ある患者さんに対する診断や治療方針，そして今後の見通しについて直感的に信じるものがあった場合，それに近い，これまでの経験を思いだし，さらには論文やデータを検索してくる一方で，否定的なものは目にしても「とるにたらない」情報としてしまいがちです．より簡単な表現をすると，人間は自分の勘が鋭いことにご満悦になる生き物なのです．専門領域になればなるほど，その傾向が強くなることは想像に難くありません．後に語ることになります（第4章「チーム医療，成功の秘訣」参照，p.32）が，確証バイアスを自分自身で防ぐ方法は，手にした情報をいきなり快，不快で判別して反応する癖をやめること，それが難しければ，自分にとって喜ばしい情報ほど，「本当なのか？」と疑いの目をもって吟味するように努めるといいでしょう．また，他人の目を借りることも大切です．チームのなかに違う価値観や意見を持つ人がいることで，あなたを確証バイアスの罠から救ってくれるかもしれません．

　では，目の前の患者さんが確証バイアスに陥っているな？　と感じた時，どうすればいいのでしょうか？　確証バイアスの仕組みを理解していれば，患者さんの直感を頭ごなしに否定して，医療者が信じる医学的根拠を語りまくるという姿勢がよくないと気がつくはずです．

　それでは，あなたの話を無視するか，軽く見てしまうからです．相手の直感をい

15

きなり否定してかかることは，いくらそれが正しくても素直に聞いてくれることはありません．まずは，相手の気持ちに共感することと，その理由を語ってもらうことから始めることが解決の糸口になるでしょう．

## 正常化バイアス

正常化バイアスとは，簡単に言うと，自分だけは大丈夫という根拠のない自信のこと，「何だかいけそうな気がする」気持ちのことです．これも，人間が生きていくためには必要な傾向です．もし，あなたがピンチや危険に直面した時に自信喪失していて，何をしてもうまくいかないと思いこんでしまったら，そのピンチや危険を乗り越えようとする一歩目が踏み出せないでしょう．

ただし，この傾向が強すぎる人がいます．特に医療従事者のような命に関わる専門家は，たくさんの知識や技術を手にするために勉強し続けてきて，さらに多くの臨床の場面でピンチや危機を実際に乗り越えてきたという経験が豊富であるため，今回も私がやれば大丈夫という気持ちが強くなりがちです．

患者さんのなかにも，普段はさほど楽観的でない人であっても，幾度も再発や治療を繰り返して乗り越えた人ほど，私は大丈夫という気持ちが大きくなっていきます．

例えば，津波や大雨の災害の時に，最後まで逃げない人たちがいます．この人たちがなかなか逃げようとしないのは，特にこの正常化バイアスが働いていると言われています．こういった場合，状況をさらに悪くするのは，残された人々が正常化バイアスの傾向が強い人ばかりになることです．前述の確証バイアスの罠にも嵌ってしまうことになります．

例えば，患者さんのなかにはがん治療を繰り返し受けて，そのつど，がんが小さくなるという経験を積み重ねた方がいるでしょう．そして，外来の待合室には同じような経験をした患者さんがたくさんいます．その患者さんたちが不安を抱えながらも，私は大丈夫と思ってしまうことは無理もないわけです．

最近のがん治療は，一人の患者さんに対して，たくさんの職種の人が関わる「チーム医療」が行われます．たくさんの職種の人の知識や技術，そして価値観に基づく意見でバランスのとれた医療行為を提供できるのは素晴らしいことです．しかし，先に述べましたように，医療チームのメンバーはそれぞれ百戦錬磨の専門家で，ある意味，正常化バイアスの塊のような人たちの集まりです．

先ほどの災害の例や，患者さんの病気の治癒が難しいと判断される場合のように，致命的なピンチになるほど正常化バイアスがより強く働くことも指摘されてお

JCOPY 498-02292

り，危険な賭けにでてしまうこともあるので，気をつけておくほうがいいでしょう．ですから，医療チームのなかには，経験の浅い人も加えておくことをおすすめします．彼らの教育になるだけではなく，時に彼らの意見や素朴な疑問が正常化バイアスに陥っているところから救ってくれるかもしれません．

## ハロー効果

ハロー効果とは，ある人の評価をする時に，その人の最も目立つ特徴に影響されてしまい，ほかの部分の特徴についての評価がゆがめられることを言います．ハロー効果の最も身近な例は，「成功の処方箋」とよばれるものでしょう．経営者やアスリート，芸術家で富や名声を手に入れた人のサクセスストーリーは，具体的な言葉で語られれば語られるほど「もっともらしく」聞こえてしまいます．そして，私たちの頭のなかで著名人のサクセスストーリーを再構築して，努力の物語を作りあげていきます．最終的には，彼らと同じようにすれば，自分も成功するような気になります．がん患者さんは芸能人などの有名なサバイバーの方の闘病記を読んで，そこに書かれていることを実践しようとすることでしょう．

ここでも，ハロー効果のすべてが悪いというわけではありません．なかにはいわゆる成功者に憧れ，その成功者と同じような方法で研鑽し，結果的に成功する人もいます．しかし，それは一握りであり，客観的に見れば，成功者と同じようにふるまっても必ず成功するわけでもないのですが，人間はそう信じてしまう傾向にあるのです．成功者の体験談に基づく成功の処方箋は，一人一人の人間にとって精度の高い方法とは言えないでしょう．

## 後知恵バイアス

結果がわかった後で，それまでの経緯のなかの出来事たちに対して結果に対する意味づけをして，結果との因果関係があるかのようにとらえる傾向のことを後知恵バイアスと言います．人間は常に，立ち上ってくるさまざまな出来事を自分の目や耳でとらえて判断して，そして意思決定を行い，さらに行動に移すという経緯をたどります．しかし，人間はこれらの経緯のすべてを詳細に自分の頭のなかで再構築する，すなわち記憶するのはかなり苦手であるとカーネマンは指摘しています．そこで，人間はすでに知っている結果からさかのぼって，過去の認知や判断を作りあげてしまうことで間に合わせようとするのです．

例えば，結果が悪かった場合には，途中の過程での意思決定（プロセス）が正し

かった場合でも,「どうして,別の方法を考えなかったのか?」と批判してしまいがちです.

　特に結果が重大であればあるほど,プロセスに原因を求める後知恵バイアスは強く影響することがわかっています.医療では生命がかかっており,よくない結果とは,すなわち死ですので,後知恵バイアスの影響は自ずと大きくなります.ですから,医療行為の意思決定において,個別の患者さんの状態や価値観に照らして考えるよりも,ガイドラインや手順書に従い,考えられる検査や処置を可能な限りたくさん盛り込んで,結果が悪くても後から非難されるような穴をなくそうとします.必要のない検査や治療が増えて,個別の患者さんそれぞれにとって最適な医療行為が行われているとは言い難い結果を招いてしまいます.

## 平均回帰

　平均回帰とは,平均への回帰とも言い,人間が偶然に起こる出来事に対して一喜一憂する傾向にあることを表した言葉です.ことわざでは「羹(あつもの)に懲りて膾(なます)を吹く」にあたります.例えば,1人の患者さんが診察の予約をして,予約時間通りに受付を済ませて,いつも通り待合で診察室から呼ばれるのを待つことにしました.受付には「現在の待ち時間は5〜20分」と書かれていました.どうやら診察は順調に進んでいるようです.しかし,30分以上経過しても,なかなか自分の名前が呼ばれません.受付に「5〜20分と書いてあったのに,30分以上も呼ばれない.順番を飛ばされているのでは?」と言いにいくと,次の順番であることを告げられますが,なかなか呼ばれません.実は,前の患者さんに想定外の症状があり,診察が長くなっていたのです.もちろん,「遅い」ことに腹を立てている患者さんには何の落ち度もありません.そして,偶然に2,3回にわたり,こんなことを経験すると,その患者さんの怒りはピークになることでしょう.冷静に考えれば,担当医が予約時間を守るという特性がある場合の話にはなりますが,今後,診察を受ける回数を重ねていけば,待ち時間の長い日もあれば,短い日もあることは当然ありうることで,押しなべてみれば,平均待ち時間はほかの患者さんと大きくは変わらないはずです.しかし,この1回,あるいはこのところの数回の待ち時間が長いことで,「いつも待たされる」と判断してしまうことになります.

　では,医療従事者は平均への回帰を十分に認識できていて,常に客観的に意思決定できているのかというとそうではありません.例えば,ある医師が当直の時に限って,急患がたくさん運ばれてくるというジンクスはどこの病院にもあります.

実際に，一定期間には，その医師の当直の時にたくさんの急患が運ばれてきたのですが，もっと長い期間で平均をとると，ほかの医師とほとんど変わりません．このような「引きが強い」「彼は何かを持っている」というジンクスは科学万能の現代でも存在し続けています．また，別の事例になりますが，手術後に発熱する患者さんが何人も連続して続くと，スタッフたちは手術の時の何かが悪いのではないかと原因を考え始めます．もちろん，それで実際に手術のプロセスの一部に原因があって，無事に解決することもあります．しかし，たいていの場合，手術をすると一定数の術後感染は起こりえて，それが偶然に連続しただけで，手術を終えるまでの過程には何の問題もないことも少なくありません．それでも，医療従事者は意味があるのかどうかもよくわからずに，過剰な予防策をとるようになります．そして，まるでそれらの予防策に効果があったかのように術後感染症連発の波は過ぎ去ります．実際には，予防策の効果ではなく，感染症のイベントが連続した後にしばらく起こらない時期が訪れただけの話なのですが，この物語を経験した医療従事者は過剰な予防策のおかげで感染症が減ったのだと自信満々になります．

　患者さんは，自分自身の視点から一通りの自身の経験しかできませんが，医療従事者はたくさんの患者さんの経過を見ているということは，物事を包括的にとらえられることにつながるのですが，とは言え，一人の医療従事者が経験できる数は限られており，特に記憶に新しい直近の出来事に限って印象に残りやすい傾向にあることを，医療者自身も，患者さんも理解しておく必要があります．かつて医師の経験だけに頼った医療行為が行われていた時代に逆戻りすることは避けたいものです．

　このようなハロー効果，後知恵バイアス，平均への回帰のような認知バイアスとよばれるものには，現在ではたくさんの名前がつけられて紹介されています．これらの認知バイアスに陥ることなく，客観的に判断をして過剰な医療行為を避けるために，臨床試験の結果に基づいたエビデンス・ベースド・メディスン（EBM）がとても役立っているのだと言えます．例えば，前述のような事例として，一時期の術後感染症の波に直感的に反応して過剰な感染対策を行うのではなく，臨床研究の計画を立てて対象となる患者さんたちにランダムに，これまでの感染対策と新しく導入しようとしている感染対策を振り分けて行った結果を統計学的手法を用いて比較して，本当に新しい手法が効果的なのかを判断することで冷静な意思決定が可能となります．

　この本では，患者に寄り添った意思決定支援の方法を構築するために，行動経済学と哲学を柱にした考察を行っているため，読者の方は，私が医学的根拠に基づい

た治療方針の決定を軽視しているように感じとられるかもしれません．しかし，医学的根拠は認知バイアスに陥らないための，欠かすことのできない強力な武器です．医学的根拠と個別の患者さんの物語に寄り添う姿勢を両立させることが本書の最大の強みであり，そのために「構造構成主義/本質行動学」を哲学の柱と据えているのです．

## トレードオフのタブー視

　トレードオフとは，ある選択をする時に，その選択肢を選ぶと，引き換えに別のものを失うことを指す経済学的用語です．

　COVID-19 の感染拡大の下で，感染対策なのか経済なのかという議論は，まさにトレードオフの具体例です．ここでは，感染対策を怠り，経済を回すことを重視すれば医療崩壊が起こり，救える命が救えなくなります．一方で，経済が停滞すれば生活が立ち行かなくなる人々が増えて，貧困を苦にして自ら命を絶つ人が増えることになります．この議論を経て，世の中は感染対策重視派と経済重視派に分断されているように見えます．どちらの立場であっても，犠牲になる命とは引き換えにできないという主張が見られます．

　ワクチン接種においても，いわゆるワクチン反対派はワクチン接種後の死者に注目しますが，その一方で，ワクチン接種により多くの命を失わずに済んだことは無視してしまいます．新しい手法を導入する時に，新しい手法がもたらすメリットは無視あるいは軽視しながら，少しのリスクも容認できないとするのは，何もワクチン反対派に限ったことではありません．特に新しい手法によりもたらされるものが死のリスクとなると，途端にトレードオフをできなくなるのです．これを「トレードオフのタブー視」とよんでいます．

　がん患者の意思決定においても，「何かを手に入れるためには，何かを捨てなければならない」現実は，暗い影を落とすことになります．担当医から死に直面している状況だと説明されると，あらゆるものが命には代え難いという「トレードオフのタブー視」が起こります．患者さんは，命という代え難いものを失わないためには，ほかのものはすべて捨てても構わないという気持ちにすらなるでしょう．しかし，担当医は患者さんの死から逆算して，これからの患者さんの人生にとって最善の選択肢を示して，合理的な意思決定を求めてきます．ここで言う合理的なトレードオフとは，担当医がすすめるような，生をあきらめて，その代わりに死ぬまでの間をどのように生きるかを考えるということになります．しかし，「トレードオフのタ

JCOPY 498-02292

ブー視」が働いている患者さんやその家族は，命と引き換えに残された時間を充実させるということを拒否してしまいます．

## ナッジ

　最近，メディアなどで「ナッジ」という言葉を目にした方も多いでしょう．医療現場よりも，政策やマーケティングで多用されている概念です．私も参加している「医療行動経済学研究会議」は，医療行為の意思決定支援にナッジを代表とする行動経済学的なアプローチを取り入れようと研究しています．

　「ナッジ（nudge）」とは英語で「肘でつつく」という意味で，行動経済学の領域では，これまでに説明したさまざまなバイアス（偏り）やヒューリスティックスにより，なかなか合理的な判断ができない人に対して，隣からひじをつつくように「好ましい」選択をするように促す手法全般のことを指します．バイアスやヒューリスティックスに陥りがちな人間の意思決定を支援する方法の多くを指しますので，特定の方法だけをナッジと呼ぶわけではありませんが，複数の選択肢があるなかで，「好ましい」と思われる選択肢を「おススメ」として設定し（この「おススメ」のことを行動経済学では「デフォルト」と言います），選んでもらいやすくする方法のことをナッジと言います．お気付きの通り，私たちの周りにはナッジがあふれています．

　スーパーマーケットで，レジに並ぶ時にほかのお客さんとの間隔をあけるように並ぶ位置を示してあるのもナッジの一例です．また，レストランに入ってメニューを見た時に，「シェフのおすすめ」や「本日のおすすめ」，「日替わりがお得です」という文言はよく見かけますよね．だいたいの人は，デフォルト設定されたものをそのまま選ぶのではないでしょうか？　もちろん，ほかのものが食べたければ，あえて選ぶことも可能です．このようにナッジでは，選ばせる側にとって「好ましい」と思われる選択肢を多くの人が選ぶように促せるが，選ぶ側がどうしてもそれ以外の選択肢を選ぼうと思えば，選ぶこともできるという点が大切なのです．レストランの例をあげましたが，例えば店に入った人が特に何を食べたいわけでもないが，お昼休みの時間は限られている，そして予算も限られている，コストをできるだけ抑えて短時間でおなかを満たしたいと考えていたとしたら，もしかすると扉を開けるなり，厨房に向かって「日替わり！」と叫んで席に着くことでしょう．その姿を見て，「自分の口に入れるものをよく吟味もせずに，何といい加減な人間だ」と批判する人はまずいないと思います．反対に，そのレストランのステーキが食べたいと

心に決めて入ってきた人にとっては，レストラン側の提示するデフォルトなどには無関心であり，自分の食べたいステーキを注文することになります．とにかく今回，示された選択に対して，あまり深く考えたくない人にとってはナッジはとてもありがたいことになります．人間は常に積極的に選びたいと思っているわけではありません．選ぶことに面倒や苦痛を感じることは誰にでもあることでしょう．そんな時に「デフォルト」を設定してくれていると，とても助かります．ただし，ここで深く考えずに選ぶという弊害が生まれることは確かです．

医療の分野で，ナッジが用いられている有名な事例は臓器移植に関するものでしょう．日本ではまだ研究段階ですが，海外ではすでに，脳死と診断された時に臓器移植希望するかどうかについて，「したくなければ，署名する（オプトアウト）」方法で同意をとっている国と，「したければ，署名する（オプトイン）」方法で同意をとっている国があります．

2021 年現在，日本の自動車免許証ではオプトインの方法が採用されており，臓器移植の同意率はかなり低く（0.77%）なっていますが，反対にオプトアウトの方法をとっている国では比較的高くなっています（図2）．ただし，ここで気付いている方もおられると思いますが，アメリカは日本と同じオプトインを採用しているにもかかわらず，3 人に 1 人が同意しています．この理由には背景にある宗教や文化，自由選択に対する考え方，脳死や臓器移植に対して一般の人々がよく考えるようになったことなどが考えられ，ナッジだけですべてが説明できるわけではありませ

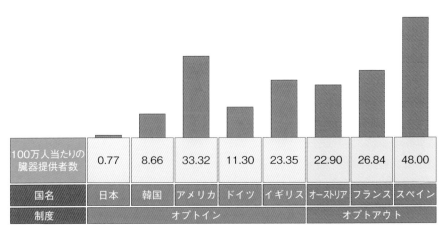

| 100万人当たりの臓器提供者数 | 0.77 | 8.66 | 33.32 | 11.30 | 23.35 | 22.90 | 26.84 | 48.00 |
|---|---|---|---|---|---|---|---|---|
| 国名 | 日本 | 韓国 | アメリカ | ドイツ | イギリス | オーストリア | フランス | スペイン |
| 制度 | オプトイン | | | | | オプトアウト | | |

**図2** ナッジが用いられている臓器移植の事例

(IRODaT（DTIFoundation）（改変） 日本を除く（2018 年））

JCOPY 498-02292

ん．では，単純に同意率をあげればよいではないかという考えでオプトアウトの方法をとると，同意率の極めて低い日本では確かに同意率はあがると予想されます．ただし，実際に脳死の段階になり，オプトアウトの弊害として本人と家族の間で綿密な話し合いが行われておらず，家族により本人の事前同意が覆されることが増えることでしょう．さらには，移植コーディネーターの労力が大きく割かれることや，期待して待っているレシピエント（移植希望者）を落胆させるだけでなく，時間を奪ってしまう危険性があります．ナッジには，本当は熟慮しないといけない内容の意思決定を深く考えずに決めさせてしまうという弊害があり，どんな場合においてもナッジを用いれば解決するというわけではありません．

　最後に，医療現場におけるナッジを用いる実例についてあげておきます．医療従事者と患者の間における意思決定の手法として「インフォームド・コンセント」が用いられていることは，すでにお話ししております．その「インフォームド・コンセント」のなかでも，特に極端な手法として「インフォームド・チョイス」があげられています．「インフォームド・チョイス」は，考えられる選択肢の特徴だけを濃淡をつけずに詳しく説明して，後は患者さんに選んでもらうという姿勢のことです．医療従事者は価値の重みなどをつけずに客観的事実をわかりやすく説明するだけで，後は患者さんが価値判断をして，合理的に意思決定できることを前提にしています．例えば，末期がんの患者さんに対して，心停止の際に心肺蘇生をするかを質問する場合にも，このような手法がとられることが以前にはありました．そのような説明をすると，本人は「してほしくない」と言い，家族は「最後まであきらめずにしてください」と言うかもしれません（DNAR: Do Not Attempt Resuscitation についての考え方は，日本集中治療学会医学誌. 2017; 24: 208-15[8)]を参照してください）．

　少なくとも私は，以前から「原則しておりません」や「しないことをおすすめしています」という「おススメ」を提示することでナッジを使ってきました．

## ナッジを用いることの倫理性

　このように医療行為の意思決定支援にナッジを用いることについては，専門家がよかれと思った方針に誘導する「パターナリズム（父権主義）」の再興ではないかという批判があります．たしかに行動経済学者が続けざまにノーベル経済学賞を受賞してからというもの，世は行動経済学にかぶれているようにも感じられます．こぞって国家や自治体が市民の行動を政権側にとって望ましい方向に誘導することや，企業が顧客の購買行動を誘導する方法として，行動経済学のエッセンス，特に

ナッジを用いるようになりました。そのなかでも特に悪意のあるものは「スラッジ（sludge）」と名付けられて，痛烈に批判されています。みなさんもパソコンやスマホを通じて，インターネット上の宣伝メールに悩まされていると思います。誘導されるがままに複数回クリックをすると，簡単に購入や入会，登録が完了してしまうにもかかわらず，これを解除しようとすると面倒な手続きが待っていて解約を先延ばしにしてしまいます。

医療現場において，このようなスラッジがないのかと言うと，明確な悪意を持ったものはありません（と信じています）。しかし，医師が専門家という優位性を持つがゆえに，無意識にスラッジを用いてしまうことは否定できません。

例えば，外科医が手術の腕をあげるためにはより多くの手術をしたほうがいいことは明白な事実です。そして，患者さん側も腕のいい外科医を選ぶために手術件数や成績を参考にされることでしょう。結果として，外科医はたくさんの患者さんを手術して，治したいと考えるようになるのはごく自然なことで，悪いことではありません。さらに，この20年近くは専門医制度が整備されてきて，外科医と名乗るには学会や専門医機構からライセンスを受ける必要があり，そのためには一定数以上の手術を執刀する必要があります。外科医が患者さんに対して手術をすすめると，手術件数が増えるというインセンティブ（動機づけ）が発生します。手術をして，患者さんが治って喜ばれた。さらには，経験が積めて技術があがった。そのうえ専門医の資格も得ることができるという風に，患者さんに手術をすすめるという行為がより強化されていくのです（図3）。

これは心理学において「強化理論」とよばれるもので，ある行為が習慣化し，ひどい場合には依存症になっていく仕組みを説明できるのです。こうして，スラッジに近いものが忍び込んで正当化されてしまいがちです。説明する側も説明を聞く側も，この傾向については頭の片隅にでもおいておくほうがいいでしょう。

さて，行動経済学者であるセイラーとともにナッジを提唱したキャス・サンスティーンは，ナッジの倫理性についての論文を書いています[9]。そのしめくくりにはこう書かれています。

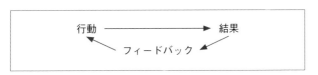

**図3** 強化理論

JCOPY 498-02292

ナッジは意思決定者の「したくないこと」まで逆方向に誘導できるのかと言うと，これまでの研究で否定されています．「したくない」ことなら，明確に拒否できる権利は担保されているのです．

前項で例示した心肺停止時の心肺蘇生についても，家族や本人にどうしてもしてほしいと望まれれば，しないわけにはいかないということになります（私は正しい選択とは到底思いませんが）．

**Column**

## 原理原則は禁止則になりがち

ハロー効果の項で示したように，人間には成功した人の体験談をそのまま真似をしたら成功するだろうという希望的直観があります．そして，人間はその直感に身を委ねていると心地よいのです．成功するための方法を書かれた本の読者は「こうすれば成功する」という内容を求めていますが，すべての人がどのような状況においても成功するという方法を簡潔に語ることはできないというジレンマが存在します．

素朴に考えると，成功の反対は失敗です．ですから，成功への普遍的な原理原則は，「さすがにこれをしたら失敗しますよね」というものから生み出されやすいのです．「失敗は成功の母」と言われるのは，失敗をすると，してはいけないこと（禁止則）が生まれるからです．たしかに，禁止則を並べて，「これが成功の秘訣」だということが最も簡単なアプローチです．ですから，日常生活のなかでも，「〜してはいけない」という禁止則により人の行動変容を促す方法があふれています．禁止則は悪だというつもりはありません．やはり成功への近道は，まず「さすがにこれはしないほうがいい」という原理原則を守ることから始めるほうがいいと思って間違いはないでしょう．

しかし，人間は禁止則で行動を縛られることを心地よいとは感じません．なので，禁止則で作られた「成功の秘訣」を説いても人の心には響かないことになります．COVID-19感染拡大期における政府から国民に出されたメッセージにおいても，できるだけ禁止則ではなく，「こうしましょう」という言葉に置き換える工夫がされています（例；「帰省を控えましょう」→「オンライン帰省をしましょう」）．

この本の結論となるものは，禁止則でも，一通りの体験談でもないものにしたいと思っています．

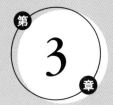

# 長生きは最善か？
## ～価値観の多様性～

## 生存期間の長い人ほど幸せなのか？

人間はより長生きするほうがより幸せなのでしょうか？　このような人間の生存期間，人生の長さに関する問題を考えたことは，だれにでも何度かあると思います．

たくさんの時間があれば，たくさんのことを考え，たくさんのことを実行することができると信じていて，それが幸せにつながるという信念があります．よく人生の充実度と時間の長さの関係性をたとえる表現として，「太く短く」と，それに対比して「細く長く」というたとえが用いられます．例えば「太く短く生きる」と表現すれば，短い時間でたくさんのことを実行するということを意味します．一方で，「細く長く生きる」と表現すると，一度にたくさんのことはできなくても，長い時間をかければ結果的にたくさんのことができるという意味になるでしょう．人生のなかで，自分の望んでいることをよりたくさん実現できることが幸せなのだとするならば，単に生存期間の長さだけでその人の幸福度を測るのは，正しくないのかもしれません．

## がん治療に関するエビデンスの多くは「統計学」を用いて作られている

現代において，医療従事者と患者さん，そのご家族との間で医療に関する意思決

定をする時に最も頼りにするのは，エビデンス（医学的根拠）です．この考え方を
エビデンス・ベースド・メディスン（evidence based medicine: EBM）と言います〔最近では，医療分野におけるケアや教育へのすそ野を広げた言葉として，evidence based practice（EBP）という表記もされていますが，ここでは，これまでの系譜とその功罪を論じているため，EBMと表記します〕．今となってはEBMはあたりまえの考えとして浸透していますが，実はEBMが提唱されたのは1990年代であり，その歴史はたった30年です．それまでは，担当する医師の経験に基づいた医療が行われていました．一人の医師の経験は限られており，目の前で困っている患者さんにとっての最適な治療を選択できるとは限らないという害を取り除いて，世界中の患者さんを治療したデータを分析した結果を用いて治療法を考えたほうがよいと考えてEBMが提唱され，結果として，治療の均霑化（どこにいても，どの医師の診察を受けても，質が低下しない治療を受けられること）が実現できました．

　では，このEBMの基本になっているエビデンスはどうやって作られているのでしょうか？　エビデンスのほとんどは臨床試験を基に生み出されます．臨床試験では多くの患者さんに参加していただき，新しい治療法に効果があるかどうかを統計処理によって解析します．統計学とは，新しい治療法が世界中の患者さんにとって有効かどうかを，世界中の患者さんに対して行う前により少ない参加者による臨床試験で予測する方法です．新しい治療法に関して，臨床試験の結果で出た効果のデータが，そのまま世界中の患者さんで同じように出る（という仮説の）確率が95％以上（数学的には，仮説が否定される確率が5％未満）と予測されれば，統計学的に有意であるとします．

　なぜ，よりよい治療法をみつけるために統計学を用いなければならないのかと言うと，医療行為とその結果の間には不確実性があるためです．同じことをしても治る人と治らない人がいるから，それがどの程度の確率で起こるのかを予め知っておく必要があるからです．

　このような統計学を用いた臨床試験によるエビデンスの構築という方法は医学の進歩と均霑化に寄与しましたが，一方で問題も抱えることになりました．

　1つ目の問題として，統計学による解析では，参加者を1つの集団として解析し，全体集団に適応できるかをみる方法なので，参加者一人一人の個別性は無視されがちです．かなりの高齢の方や，合併症を抱えているといった特殊な状況にある患者さんは，はじめから臨床試験に参加できないことになっています．さらには，参加者のなかで参加者全体の平均値や中央値からあまりにかけ離れた「外れ値」を示し

た場合には，解析上，無視されることになります．

　平均値を用いたことによる弊害の有名な事例としては，1940 年代後半のアメリカで起きた空軍における飛行機事故の多発に関する研究があります．当時の飛行機の操縦席はアメリカ人男性の体の平均的な寸法で作られていたそうですが，実際に飛行機を操縦する人たちでこの平均値に近い人は一人もおらず，そのミスマッチが事故につながったということがわかりました．

　2 つ目の問題としては，新しい治療法とこれまでの治療法を比較する際に，その効果をみる指標が，ほとんどの場合，生存期間であるということです．治療法の良し悪しをみるのに，必ずと言っていいほど，長生きできるかどうかを物差しにして判断しているということになります．医療従事者の中には，「患者の命を救う，病気を治すのが仕事なんだから，それでいいではないか！」というご意見もあると思います．そして，多くの場合は，その考え方で道を間違えることはないでしょう．しかし，目の前の患者さんがもう治癒が望めない状態の時に，この考え方（価値基準）のままでお話を続けることが望ましいでしょうか？　あるいは，たとえ治癒が望めるような状況であったとしても，目の前の患者さんが医療従事者がもつ価値観（より長生きすべきという考え方）と違って，長生きするよりも，今やりたいことをやりきることのほうが大切だと考えているとしたら，生存期間を価値基準として作られた EBM だけでは役に立たないことは，頭の片隅においておくほうがいいでしょう．

　このような話については，ほとんどの医療従事者が，そんなことあたりまえだよねと言われることでしょう．しかし，エビデンスを基本にした医療というものが提唱されて 30 年近く経過して，学会や研究会，論文など，さまざまなところでエビデンスを構築するための運動が活発に行われた結果，統計学を用いて作られるエビデンスこそが科学であるという誤謬を生んでしまっています．医療従事者は毎日のように，漠然とした違和感を述べる人に対して，「それはエビデンスがあるのですか？」「こちらの方法が統計上有意でした」と詰めようとします．やがて，そのことに違和感を持つ人は物が言えなくなり，自然とエビデンス至上主義の頭脳になっていきます．先に述べましたように，統計によるエビデンスには多くの効能があったものの，そこから零れ落ちてしまう方も少なくありません．医学という科学が人間を救うためにあるのであれば，零れ落ちてしまう方がおられること自体がおかしいことです．医療の目的は，疾病により零れ落ちてしまう人々を救うことにあるのだと私は信じています．

JCOPY 498-02292

ここに，この本の半分以上に通底している「構造構成主義」という哲学を基本にした「本質行動学」を私が採用した理由があります．統計学によるエビデンスの構築は，その条件に合致した患者さんにとっての治療法を選択するという点においては極めて有効ですが，医療の本質をみつけていく方法としてはふさわしくないように思えます．物事の本質をみつける作業とは，集団の平均値を統計学的に解析することだけで判断するのではなく，統計上のエビデンスも含めたうえで，だれにとっても「あたりまえ」と思えることをていねいに積み上げていくこと（本質観取）です[10,11,12]．

　当然のことながら，医療行為の意思決定において，多くの臨床研究で用いられている統計学的手法，そしてさしあたりの価値判断基準とされている生存期間とその平均値は有力な材料であることは間違いありません．ここで，科学のなかった頃に戻って，エビデンスなしで意思決定をすることをすすめるつもりは毛頭ありません．

　そのうえで，意思決定支援をするにあたっては，さまざまな条件の下で，さまざまな価値観を持った生（なま）の患者さんに対して，その条件や価値観に応じた支援を心がけるほうがいいでしょう．普段は，統計学によるエビデンス構築に邁進している医療従事者であっても，目の前の患者さんをエビデンスでなぐりつけるようなことは慎まねばなりません．

## 「そば」派はそばだけを食べ続けるのか？　～「もやもや」のすすめ～

　「あなたは，うどん派ですか？　それともそば派ですか？」や，あるいは「猫派ですか？　犬派ですか？」という質問をたまにみかけます．

　私は，うどんもそばも食べます．どちらかの優劣をつけようがありません．ただ，ある瞬間において食べたいものとしてそばを思いついた時，そばが無性に食べたくなっています．その時に限れば，うどんがそばの代わりを務めることはできません．反対に，本場のうどんを食べたいと思って香川県まで出かけた時には，そばはうどんの代わりにはならないでしょう．

　私は，犬を飼っています．これまでも人生の半分以上犬を飼ってきたので，先ほどの質問に答えるとしたら犬派ということになりますが，猫がものすごく嫌いなのかというとそうではありません．子どもの時には，家に出入りしている猫に名前をつけて，自分の猫として可愛がっていました．今と違って，犬や猫がそこら中にウロウロしていました．おそらくは私が自分の猫だと名づけていた猫に，全く別の家

の人が，別の名前で呼んでいることもあったことでしょう．

　そば派はうどんを食べてはいけないとか，犬派は生涯にわたって猫を飼っていけないという理由はありません．その時選択したことが，未来にわたって首尾一貫するべきである（志操堅固）というのは勝手な考え方です．

　医療行為やこれからの過ごし方についての意思決定支援をする時に，私たちは専門家として選択肢を示すことになります．うどんとそば，犬と猫の例をあげたのは，選択肢を示してそれを選んでもらうという行為をする時に，どうしても選んだ結果に対して，その人の価値観はこうであるという刻印（レッテル）を押してしまう傾向にあるということなのです．例えば，初回治療の時に積極的治療をしないという選択をした人に対して，この人は医療否定論者であるというレッテルを貼ってしまいます．医療否定論者の診療は行わないという拒否的な対応や，急に治療をしたいと言い出した時に医療従事者として戸惑ってしまうなど，一度貼ってしまったレッテルに気持ちが縛られてしまうことがあります．現代の人間はどうしても，白黒をはっきりさせたい，首尾一貫するべき，一度口に出したことは翻すことができないという信念にとらわれすぎています．しかし，実際の人間は，頭のなかで相反するいろんなことを考えています．痩せたいけど甘いものが好き，健康でいたいけどお酒やたばこも好き，がんを治したい，手術や放射線は許せるが抗がん剤は絶対にイヤなど，いろんなことが同時に存在していて，しかも，次の瞬間には変化していることも少なくありません．

　どうして，人間は，特に他人に対して白黒がはっきりしていることや，首尾一貫していることを求めてしまうのでしょうか？　それは，そのほうが他人を理解するのに単純なので，自分にとって都合がよいからです．人間は，自分の内面については，正常な精神状態であればほとんどを知ることができる一方で，他人の内面をありのままに知ることはできません．反対に，（鏡やビデオカメラなどの道具を使わずに）自分の目で，直接自分の外見をみることはできませんが，他人の外見やふるまいは見聞きすることができます．他人のみえない内面を，よくみえる外見やふるまいから想像して理解しようとする時に，「わかりやすい」ことが大切であり，わかりやすければわかりやすいほど心地よく感じるのです．時に自分自身のことであっても，親や兄弟姉妹などの肉親や友人知人から「わかりやすい」人間であってほしいという圧力を受け続けた結果，白黒がはっきりしなくて，首尾一貫していない自分の存在が嫌いになってしまいます．頭のなかではさまざまなことが浮かんできて時間とともに変化していくのにもかかわらず，無理に白黒がはっきりして首尾一貫し

JCOPY 498-02292

た自分を演じようと努めてしまいます．常に相反する思いが共存していて，時間経過とともに目まぐるしく変化する，自分や他人の思いに寛容であることも大切でしょう．

とはいえ，どんなに頑張っても，人間は善悪や美醜，そして好き嫌いをはっきりさせたいという感情を捨て去ることはできません．近頃のSNSにおける誹謗中傷合戦の例をあげるまでもなく，油断をすると極端な意見に心奪われがちです．行動経済学のパートで述べた「確実性効果」もこの傾向に拍車をかけることでしょう．

しかし，ここまで読み進められた読者であれば，現実の人間の心のなかには，一見すると真反対の感情や価値観が存在し，どちらも大切であるということに気付いていただけていると思います．ここで，私には，自分の心のなかや，相手と話し合うなかで出現する二項対立，信念対立に気がついた時に思い出すことにしている魔法のフレーズがあります．それが「もやもや」です．「もやもや」は，私が哲学の学びのために師事している西條剛央先生が主宰する「エッセンシャル・マネジメント・スクール（EMS）」に参加している時に，受講者の皆さんが用いている言葉です．一見すると対立するようなことで，どっちがいいかの議論が白熱しすぎてお互いが幸せになるという目標を見失ってしまうぐらいなら，「もやもや」するけど，どっちも大切にしながら何とかすることで，誰も犠牲にすることなく幸せを目指そうという考え方です．「もやもや」には，違いに気付いているけど，善悪や美醜のジャッジは棚に上げる意味を持たせています．そして，むしろ他人との違いや，自分の中にある一見すると対立するような関心ごとを「もやもや」と名づけて驚き，楽しもうする姿勢になろうとするのです．互いに「もやもや」していると声をかけ合ってみてはいかがでしょうか？

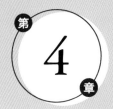

# チーム医療，成功の秘訣

第 4 章

> **本章のポイント**
>
> - チームマネジメントには成功の秘訣がある．
> - 人がそうする理由を考えよう．
> - いきなり否定から入らず，肯定サンドイッチを用いよう．
> - 時間とポイントをしぼって伝えよう．
> - セルフマネジメントを心がけよう．

　これも後に語ることになりますが，がん治療における意思決定支援には多職種チームで関わる必要があります．がん治療に限らず，病院や在宅療養の臨床場面で多くの医療チームが形作られています．医療行為が高度で専門性を増してきたことで，一人の医療者だけですべての知識や技術をカバーできなくなってきたことと，患者さんにとってよりよい医療行為を実践するためには，ケアや社会的・経済的支援，メンタルサポートなどの周辺事項についての専門家の参画が必要になってきたからです．一方で，多くの専門家が関わることの弊害として，チーム全体として患者さんのことを考えて実践する内容にまとまりを持たない危険性があります．前項で自分と他人について触れましたが，複数のメンバーからなるチームが一人の患者さんとその家族のために機能するためには，自分と他人の関係性について知っておかねばならないことがあります．もちろん，これからお話しすることは，患者さんやそのご家族とのコミュニケーションをするにあたってもとても重要なことですので，繰り返し読んで理解し，実践して身に付けていただけるといいでしょう．

## 人がそうするには理由がある

　このあたりまえのような言葉には，とても深い意味があります．そして，私たちは他人と接する時にこのことを忘れています．いや，私は常に他人がどうしてそうするのかを分析して，対策を考えていますよという意見が出てくると思います．しかし，それはすでに落とし穴にはまっているのです．前項で，他人の内面を感じ取

ることはできないと言いました．特に自分の関心のある出来事のなかでの他人のふ
るまいだけを切り取って，その理由を自分なりに予想すると，ほとんどの場合，他
人の思いをくみ取れていないはずです．他人がそうする理由は，結局のところ本人
にしかわかりません．ですから，他人がそうする理由は本人に語ってもらうしか理
解する方法がないのです．では，本人に対して，「どうしてそんなことをするの？」
と尋ねればいいではないかという意見が出てくるでしょう．確かに半分は正解です
が，あなた自身がこの質問を，あなたのよく知っている親や友人や上司，同僚から
受けた時の気持ちを考えてみてください．素直に理由を述べることができるでしょ
うか？　日本語で「なぜ？」「どうして？」，英語では「Why?」「Why not?」とい
う疑問形を用いる場合，多くの場合，相手の行為を否定していますよね．理由を尋
ねるということは，すなわち行為を否定されていると受け取ってしまって（実際に
多くの場合，その直感は正しい），本当の理由など語ってはくれません．

　では，相手からそうする理由を引き出すにはどうしたらいいかと考えれば，あな
たが相手からみて，本音を話してもよい相手にならなければ始まらないということ
に気付くでしょう．

　こういった，何でも語りやすい場のことを「心理的安全性」の高い場と言います．
心理的安全性は医療安全管理上でも重要なキーワードになりますので，覚えておい
てください．

　さて，そもそも，相手のしたことの理由など知る必要もないという意見もあるか
もしれません．プロフェッショナルあるいは職人とは，理由はともかくとして，顧
客の言動を事実として受け止め，個人的な感情をさしはさむことなく，自分の持つ
技術やパフォーマンスを最大限に発揮することに集中すればよいという考え方があ
ります．たしかに，患者さんの注文に対して，卓越した医療技術だけを提供してい
るだけで物事が順調に進んでいる場合には適した考え方だと思います．しかし，こ
の本では，医療の技術だけでは救うことの難しくなりつつある患者さんやご家族の
意思決定を支援することを語っていますので，相手がそうしたい理由に思いを寄せ
る必要はないというご意見に対しては，別の機会があれば議論したいと思います．

## 肯定サンドイッチのすすめ

　チーム医療において，メンバー同士が建設的な意見を述べ合い，活発にかかわる
ことが重要であることは誰もが否定しないでしょう．しかし，建設的な意見といっ
ても，具体的にどうしたらいいのかわからない方もおられるでしょう．相手の考え

33

ていることや行ったことに対して違う意見を持っていて，相手にそれを伝えてより
よいものにしたいとしても，それをそのままダイレクトに言葉にして伝えてしまう
ことは逆効果になることが多いです．あなたがチームにおけるカリスマ的存在で，
メンバーのだれもがあなたのほうをみて議論や仕事をしているという強い権威勾配
がある状態であれば，悪いところだけを直接しかりつけるだけでも，相手は言うこ
とを聞いてくれます．しかし，このような権威勾配の強すぎるチームでは，メン
バーからの活発な意見が出てくることはありません．

　チームにはリーダーも必要で，リーダーが責任をもってチームをマネジメントす
べきであり，緩やかな権威勾配はあってもいいのですが，何も言えなくなるような
強すぎる権威勾配はチーム医療を阻害します．権威勾配がないか，あるいは緩やか
なチームにおいて，各メンバーはフラットに意見交換ができるはずです．それには，
意見交換の仕方に少し工夫が必要です．例えば，相手にとって耳の痛い話ができる
かどうか，そして相手も自分にとって耳の痛い話を受け入れることができるかどう
かという時に，「肯定サンドイッチ」という手法があります．これは，相手に対する
意見を述べる時に，まずは相手のよいところから述べて，次に相手にとって耳の痛
い話，改善すべきところや相手と異なる意見を述べ，最後には前向きな総括で締め
ます**図1**．第2章の行動経済学のなかで，人間は直感で判断し，その直感を支持
する理屈を心地よく感じるものであるということを学んでもらいましたが，肯定サ
ンドイッチにもそれが応用されているのです．人間は，いきなり直感を否定される
と自分の存在が否定されたような気持になり，肝心な話をほとんど聞いていないと

本当に役に立たないな！
すぐにやりなおせ！
どうして，いつも失敗ばかりするん
だ！　前から指導しているだろ！

「いつも真面目に取り組んでくれているね．
何か困っていることはないかな？」
「以前にも伝えてあるここなんだけど，このままではさすがに
提出できないので，ここの部分はやり直してくれるかな？」
「やり方がわからないのであれば，ここに書いてあるけど，
わかりにくければ聞いてくれ．一緒にいいものを作りたいんだ．」

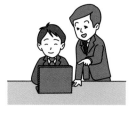

**図1** 肯定サンドイッチの実例

JCOPY 498-02292

いうことが起こります．いくら注意しても相手がちゃんと聞いてくれないという思いをすることが多い人は，一度，試してみてください．

## 一度にたくさんのことを言わない（ワンミニッツ・ルール）

人間は，他人から自分のしていることを否定されて修正されることに苛立ちを感じるものです．何とか我慢して受け入れなくてはと思い直しても，その話がいたずらに長いと限界に達します．

一般に，他人からの指示を正確に遂行できるのは，せいぜい1つから2つの指示に限られています．また，指示受けをしている相手が，ほかの業務に集中している時に新たな指示を飛ばすのは，今やっている業務も無力化しかねません．

単純な指示であれば，メールやグループ・ウェア※，メモなどを使って，後で読めるようにすることでしょう．指導をする時は，相手が手のあいていることを確認のうえ，1分間程度で，1～2項目に絞って話をするトレーニングをしたほうがいいでしょう．もちろん，レクチャーやディスカッション形式で指導することもあると思いますので，時間が短ければいいというわけではありませんが，少なくとも，「ちょっといいかな？」と声かけをして立ち話でやるような指導の場合には，ワンミニッツ・ルールを心がけてください．

部下や同僚からの報告においても同様です．長い報告は聞いている側の注意力が散漫になりますので，報告も1分程度で済ますというトレーニングが必要で，急がない報告は，これもメールやグループ・ウェアを駆使して工夫したほうがいいでしょう．

## アンガーマネジメント

人間は怒りに包まれると，そこからの認知や判断に狂いが生じます．怒りに満ちた状態では，見えるはずのものも見えず，聞こえているはずのものも聞こえず，いつもなら正確に判断できていることや実践できていることに大きな間違いを起こしてしまいます．怒らないようにするといっても，簡単なことではありません．怒らないようにしましょうというつもりもありません．人生は，常に理不尽と思えるような出来事が起こるものです．では，どうすればいいのかということの答えの1つ

---

※ グループウェア: 企業など組織内のコンピュータネットワークを活用した情報共有のためのアプリケーションソフトウェアのこと．よく使用される例としてはサイボウズの「キントーン」やLINEの「LINE WORKS」がある．

が「アンガーマネジメント」です．「アンガーマネジメント」についてはたくさんの本が出ていますので，ここでは多くを語りませんが，よく言われているのは，怒っていると感じた時に「今，私は怒っている」と心のなかで唱えてみることや，怒りに任せて言葉を発しようとしている時や，何かをしようとしている時に一呼吸して，数秒待ってみることだそうです．

　実を言うと，私も相当，怒りっぽい性格です．瞬間湯沸かし器のように，すぐに態度に出てしまいます．「怒り」自体は，相手の言動や出来事として認知したものに対して批判的な態度を持ち，改善点に素早く気付くことのできる能力とも言えますので，怒りやすい人はダメだという話ではありません．怒りに任せた言動をすることで，「心理的安全性」を破壊してしまうことがないようにすることが大切です．

## 反応しないスキル

　人間も動物，生き物である以上，目の前に現れたものが自分にとって役に立つものなのか，害になるものなのかを判断し，それに応じた反応をしなければ生きていくことができません．特に自分にとって不都合な行為や存在を素早く察知して判断し，次の行動に移ることは重要で，その一連の作業に多くの時間を割いていると生命の危機すら招くことになります．そのために，第2章であげたようなバイアスやヒューリスティックスを身に付けてきたのです．しかし，チームや組織で1つの目標に向かって協力して物事を進めていく時には，他人の言動に対してこれらの瞬時の反応をしてしまうことが，邪魔になることがあります．

　私の経験になりますが，診察室に呼び寄せた初診の患者さんなのですが，ご挨拶をした後，私の前に座ると，いきなり足を組み始めました．おそらく癖なのでしょう．冷静に考えれば，初めて病院に来て緊張しており，どうふるまっていいのかわからないまま，いつもの癖がでてしまったのですが，その瞬間は，私も心のなかで「なんて失礼な人なんだ」という怒りが湧いてきます．そうすると，その患者さんの話していることが偉そうに聞こえてきます．親身に聞こうという姿勢がなくなってしまうのですね．その時の私は，「なんて失礼な人なんだ」という怒りが湧いてきたことを自分で認識し，これはまずいことが私のなかで起こっているぞと心のなかで唱えて呼吸を落ちつけていくのです．そして，視線をその患者さんの額あたりに集中して，話す声に集中します．ようやく，患者さんの話していることが理解できるようになってきます．

　このように，瞬時に反応して危険回避行動をとろうとする本能は，人とのコミュ

JCOPY 498-02292

ニケーション，特にがん患者さんの意思決定支援のような難しいコミュニケーションの場面においては邪魔になるのです．

例にあげた患者さんの態度と同じように，医療従事者側の話し方，姿勢，身だしなみなど，相手からみえる部分を整えることは，患者さんにあなたの話を注意深く聞いてもらうために必要なことであると理解できるでしょう．

患者さんやご家族の話し方や身だしなみや態度をこちらから修正することはできません．それも患者さんたちそれぞれの個性の1つですので，あまりに非協力的か反社会的なものでない限りは受け入れたうえで，相手のコミュニケーションスタイルに応じた対応をしなければプロフェッショナルとは言えません．

そのためには，些細な自分と相手の違いに反応して，すぐに善悪をジャッジする癖を抑えて，ありのままの相手の声に耳を傾けることができるように心がけたいものです．

## タウマゼイン（驚き）話法

「心理的安全性」を保つコミュニケーション方法としておすすめしたいのが，「タウマゼイン（驚き）話法」です．タウマゼインというのは，哲学の用語で「驚き」という意味です．驚くという言葉はとても便利な言葉です．前項の「反応しないスキル」やその前の「アンガーマネジメント」にも通じるのですが，相手の話を聞いた時に即座に善悪の判断をすることなく，ただ驚きを表現するという話し方です．「凄いですね」「不思議ですね」「ビックリしました」など，とにかく予想外であることだけを伝えて一呼吸おくことで，直感で判断することを避ける方法です．即座に判断する癖を中止して，自身の価値観を入れることなくありのままをとらえようとする姿勢は，哲学において重要な姿勢であるとされています．自分自身にとって，他人の内面というものは簡単に触れることのできないものです．その他人の内面や存在自体のあり方をリスペクトして，できるだけ正確に把握しようとするには，自分自身のものさしでいきなり判断しないという姿勢が大切であり，この話法はその姿勢につながります．

## 解決できない至らなさはみんなでシェアする

ここまで，チーム医療のメリットとして，多職種のメンバーが持つ多様な価値観や技術，叡智を活かせることと，そのための工夫について話をしてきました．

チームで物事にあたるメリットには，もう1つの側面があります．それは，最近

のはやりの言葉でいうとレジリエンス（回復力）にあたるものです.

　がん患者さんの意思決定支援にあたっては，なかなか解決の難しい問題に直面することが多く，結局のところ，答えが出ないことも少なくありません．みんなで力を合わせれば，どんなことでも解決できるという考えだけにとらわれていると，問題解決できないのはメンバーのなかの誰かが機能していないからだという原因追及をする姿勢になりがちです．特に患者さんが抱える問題に直接関わるスタッフが，その問題を一人で抱え込んでしまうと，自分の至らなさにメンタルをやられてしまうことすらあります．あるいは，解決できない問題があるのは，例えば担当医が対応できていないからだとして，ある種の責任転嫁をすることで自分のメンタルを保護しようとします．解決できない至らなさをメンバーで共有することは，困りごとを一人で抱え込まず，完璧にできなくてもいい，現実の人生には努力しても結果が伴わないことはいくらでもあると，互いを許し合えることにつながります．単に人に話を聞いてもらうだけでも，胸のつかえがとれることもよくあることでしょう．そのことがチームのレジリエンスを高めるのだと，私は常々感じているので，緩和ケアチームに介入依頼があった時に問題を解決できないことに悩んでいる場合には，「つらいことはみんなでシェアしてしまいましょう」と提案しています.

## Column
### チーム医療の評価 "PRO"

　近年, 行われた医療の評価として, patient reported outcome（PRO）が導入されています．エビデンスに基づいた医療（EBM）を実践するためには臨床研究によるエビデンスの構築が不可欠であり，エビデンスを構築する手法は，医療行為によって患者さんにもたらされた利益を数値化して統計的に比較する方法になります．前述しておりますが，これまで多くのがん治療に関する臨床研究で用いられている患者さんの利益の代表格は生存期間でした．しかし，生存期間だけの評価では患者さんの利益につながらないという葛藤を解決するために，患者さんの生活の質（QoL）を評価するという方法が導入されるようになりました．

　患者さんの QoL の評価を他人である医療従事者や研究員が行うよりも，患者さん自身で行うのがよいという考えに基づいて，新しく導入されつつあるのが PRO にな

ります．PROの導入が進んできたのは，患者さんのことは患者さんに聞けという理由だけでなく，インターネット端末であるスマートフォンやタブレットの普及により患者さんに自分の様子を回答してもらいやすくなったことも理由としてあります．

　チーム医療がうまく機能しているかどうかもPROを導入しようという流れになっていますので，みなさんも理解しておく必要があると思います．

　たしかに，医療は患者さんの利益のためにあるので，患者さんに評価してもらうことは素晴らしいことだと思う一方で，日本の医療事情やビジネス全体の「お客様は神様」信仰から考えると，PROによる評価に偏りすぎるとチームマネジメントに悪影響を及ぼすのではないかと危惧しています．

　実際に，私が所属する施設のある自治体のたくさんの緩和ケアチームからいただいた「よい緩和ケアチーム」の条件としては，患者さんの利益を考えることと同時に，チームの持つ「心理的安全性」や「相談しやすさ」，「多職種連携」などのチームマネジメントの重要性があげられています．

　日本では，特に顧客の満足が追求できれば，スタッフが犠牲になっても構わないという「犠牲によるマネジメント」が見受けられるため，PROの導入とともに医療従事者側の自己評価も併用したほうがいいと考えています．

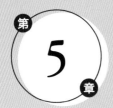

# 心だけでは伝わらない
## ～コミュニケーション・スキルを身に付けよう～

**本章のポイント**

- コミュニケーションには，心だけでなくスキルも必要である.
- 意思決定支援は，患者・家族をなるべく合理的な意思決定に導くためのタフな交渉である.「ハーバード流交渉術」のルーティン（戦術・取引設計・セットアップ）を身に付けよう.
- 問題解決型コミュニケーションに偏らず，共感型コミュニケーションを有効利用しよう.

コミュニケーションの多くは言葉で行われています．この章ではコミュニケーションに関するスキル（技術）と，そもそも言葉とは何か？ ということに触れていきたいと思います．

## 明日からできる会話術，「音読み」ではなく「訓読み」を

その前に，他人と話す時に，今すぐにも修正できる言葉遣いについて伝えておきます．それは，「音読み」と「訓読み」です．漢字には「音読み」と「訓読み」があることはご存じだと思います．そんなあたりまえのことをいまさらと思われることでしょう．

医療従事者から，特に医師からの説明を患者さんが聞いた感想としてよくあるのが，「専門用語が多くて，わかりづらかった」というのがあります．私は緩和ケアチームのリーダーとして，あるいは婦人科腫瘍医の指導をする立場として多くの外科医の説明に立ち会ってきましたが，ほとんどの先生が専門用語を多用するような説明はしていません．どうしても使わないといけない場合もていねいに説明されています．にもかかわらず，「専門用語が多い」という印象を持たれるのはなぜなのでしょうか？ 医師になる過程では大学入試があります．その過程で，医師はたくさんの勉強をしています．医師になってからも学会活動や論文執筆などの勉強をしていきます．勉強をたくさんすると，「音読み」の熟語が話し言葉のなかにも増えてい

きます．例えば，「医師になる過程」という言葉を会話文で話すと，「いし」という言葉が，この場面では「石」なのか「医師」なのか「意思」なのか，あるいは「遺志」なのか，場合によっては「縊死」とか「遺子」などもたくさんの候補があげられます．「かてい」も「家庭」「過程」「課程」「仮定」「下底」などのたくさんの候補があります．文脈のなかで，どの意味で用いているのかを即座に理解する力が必要です．勉強をたくさんしていると，相手の使っている言葉の意味がある程度は理解できるようになり，自分でも使うようになれます．しかし，目の前の患者さんがあなたが話している熟語を正確に変換して，意味を読み取ることはそんなに簡単なことではないのです．多くの外科医が説明している様子を観察していると，かなり熟語を多用していることに気付きます．そのたびに患者さんは少し困った表情をしていることに，話している本人は意外に気が付いていません．

## 「タフな交渉」でもある意思決定支援

がん治療医は，がん患者やその家族に対して病状を説明し，推奨する治療方針に納得して同意をもらうという行為をしています．これが，従来型の informed consent の構図です．これは，患者さんと医師の間での治療方針をめぐる1つの交渉ととらえることができます．従来型の informed consent と書きましたが，さらに以前は，パターナリズム（父権主義）による治療方針の決定が行われてきました．その後，患者やその家族の自主性を重んじる（自律原則）という倫理的な考えの下，パターナリズムは否定され，informed consent が強調されるようになりました．

しかし，人間は必ずしも目の前にある情報を的確に処理し，より合理的に意思決定をしているわけではありません．特に医療についての知識や経験が欠如している患者やその家族に，（さらに当事者であるというバイアスがあるなかで）合理的に考えろというのが酷であると考えます．

前にも述べましたが，医療における意思決定支援は informed consent から shared decision making へ移行しつつあります．このような時代の流れのなかで，今時のがん治療医は，合理的に判断するとは限らない患者さんやその家族を前にして，より合理的な合意を引き出すというタフな交渉を行っていると言えます．

## ハーバード流交渉術

医療行為についての意思決定支援はタフな交渉の側面もあると言いました．

まず，タフな交渉に臨む際のノウハウとして「ハーバード流交渉術」というもの

があります．ここで詳細は記載しませんが，重要な考えをピックアップして示しておきます[11]．

交渉という言葉から連想するものは，おそらく win-lose でしょう．がん治療を受けるか受けないか，長生きするかしないかという勝ち負けの交渉です．こういった交渉をする際には自分の意見を声高に主張し，通じないとなると脅しが入ります．かつてのパターナリズムはこの典型です．患者さんや家族の意思決定が煮え切らない時にイライラして，声が大きくなったり，脅すようなことを口にした覚えはないでしょうか？

また，近頃は win-win という言葉を耳にします．交渉において限られたパイを食い合うのではなく，新たなパイを生み出していく考え方です．たしかに聞こえはいいでしょう．しかし，がん患者と医療者の間にある問題が win-win で解決されるようなことは少ないでしょう．

がん患者と医療者は，今目の前にある資源の奪い合いをする（win-lose）のでもなく，ましてや資源を増やせる（win-win）わけでもありません．限られた一定の制約のなかで新たな視点，価値観を創造していくような交渉が必要とされます．

「ハーバード流交渉術」においては，戦術・取引設計・セットアップが重視されています．

まず，医療者の目的は，患者の健康や幸福であることに異論はないでしょう．ですから，私たちの戦術のキーワードは患者の健康と幸福の実現です．しかし，実際の臨床の現場で，このことを真正面から患者さんと話し合っている医療者はいるでしょうか？　統計学を用いた臨床試験の結果から得られるエビデンス重視の医療が普及した結果，いつの頃からか「患者の健康と幸福」は，「生存期間」や「無増悪期間」という数値として比較しやすいものに置き換えられています．この置き換えは医療者の間では当然のことのように行われており，その医療者から置き換えられた説明をされ続ける結果，患者さんやその家族も「長生き」＝「幸福」と結びつけるようになってしまいます．健康で暮らしている間や，治癒あるいは軽減可能な疾患を持っている場合は，その考え方でも困らずに暮らせると思いますが，具体的に「死」を意識しなければならない局面においては，「長生き」にのみ価値を見出す取引に固執すると限界が生じます．

今一度，原点に立ち戻って，「患者の健康と幸福」という価値観を生み出すための取引設計をすることが重要です．そのためには患者さんやその家族のおかれている状況，すなわち病状の検査結果や診察の所見だけでなく，居住環境，職業，家族構

JCOPY 498-02292

成，価値観，宗教などの人間としての暮らしぶりを知ったうえで，取引の設計をすることが肝要です．医療者が患者の病状だけを見て，ガイドラインに基づいた治療方針だけを示しても，それが個々の患者さんのことを考えていないことは患者自身に伝わります．

　最後にセットアップですが，簡単に言うと，交渉のテーブルに誰をつかせるかということです．例えば，患者との合意が後に家族によって覆されることや，別の意見が入って変更を余儀なくされることはしばしば経験されるでしょう．これは，セットアップを誤っていることが最大の原因と言えます．担当医と患者が積みあげてきた物語を共有せずに，唐突に「悪い知らせ」を伝えられた家族や知人は，どうにかしてビハインドを取り戻そう，困っている大切な人の役に立とうと思うのは無理もありません．また，best supportive care の合意を得る時に，家族や看護師，メディカルソーシャルワーカーの存在抜きに説明をしても，患者が十分な意思決定することは不可能でしょう．この本のなかで繰り返し強調することですが，患者も担当医も，積極的治療に関する知識を共有できても，best supportive care を選んだ時の生活を具体的に支援する方法論を持ち合わせていないのですから．

## コミュニケーション・スキルが必要であるというエビデンス

　「交渉術」という言葉を聞いて，違和感を持たれたかもしれません．「コミュニケーションは技術ではない．真心をもって伝えれば，伝わらないことなどない」という考え方の人はいると思います．技術と言われると，心がこもっていないようでいやだと感じる人もいるでしょう．コミュニケーションとは，端的に言うと，お互いの内面にある「心」を伝えることなので，技術論に対して不愉快に感じて反応してしまうのでしょう．

　まず，一旦「心」vs「技術」という二項対立の考えをわきにおいて，冷静になって考えてみることです．これは前章で述べた「反応しないスキル」で，哲学では「判断中止」と言われる態度です（反対に，感情の赴くままに判断・反応してしまう姿勢を「自然的態度」と言います）．

　例えば，この本を読んでいる医療従事者の皆さんは，毎日，患者さんに対して医療行為やケアを提供しています．ほとんどの人が心を込めて実践されていることと思います．しかし，ベテランのスタッフがいつも通りの医療行為やケアを実施するのと，新人で患者さんに対する強い気持ちだけはあるが，技術の乏しいスタッフが同じことを実施するのでは，やはり技術の高いスタッフが行う医療行為やケアのほ

うが患者さんにとって有益でしょう．

　また，コミュニケーションに自信がある，技術が高いと考えている人でも，目の前の患者さんの態度や話し方や身なりに気をとられて，いつも通りのコミュニケーションができないことや，その日の体調や個人的なストレス，医療従事者自身が持つ倫理観など，心理状態を不安定にする要素はたくさんあると思います．いわゆる「調子が悪い」日は，だれにでもあります．そのほかにも，単純に相性が悪い患者さんが目の前に現れることも，人間と人間との出来事である以上ありえます．

　そして，コミュニケーションにおいても，気持ちがこもっていることとは別に一定の技術を身に付けておくことで，伝わりやすさが格段によくなることが臨床研究において実証されています．

　その1つとして，日本人の乳がん患者 105 名を対象とした研究で，余命をはっきりと伝える群と，はっきりと伝えない群で満足度と不安を調べたものがあります．これは，オランダ人での同様の研究では，はっきり伝えるほうがよかったという結果になったことに対して，日本人でもそうなのかという臨床疑問を解決するために実施されました．その結果として，有意な差はありませんでした．しかし，この研究の興味深いところは，はっきり伝えるかどうかだけでなく，医師が相手の目を見るという共感的スキルを用いて説明するかどうかによって，患者さんの持つ満足度や不安を調べた点です．共感的スキルを用いることで，ある程度の効果があることが示されました[13,14]．あくまでも，臨床研究として参加した患者さんにビデオを見ていただいた印象を調査した結果なので，実際の臨床現場でそのままの結果につながるかはわかりませんが，少なくとも相手の目を見て話をすることは相手の満足度を高め，不安を取り除く効果があるということをデータとして示していることになります．

　では，このようにエビデンスでもある程度，証明されているコミュニケーション・スキルをどのように修得すればいいのか？　ということを次にお話しします．

## コミュニケーション・スキルをどうやって身に付けるか？

　難治がんの発症や再発・悪化，抗がん剤治療の中止など，いわゆる「悪い知らせ」を患者さんに伝える時，難しさを感じるという医師の声をよく耳にします．一方，患者さんもまた，告知のあり方に納得あるいは満足できず，精神的なダメージを受けることが少なくありません．

　このような現状を踏まえて始められたのが，「がん患者とのコミュニケーション

**表1** 基本的なコミュニケーション・スキル

| 環境設定 |
|---|
| ・身だしなみを整える |
| ・静かで快適な部屋を設定する |
| ・座る位置に配慮する |
| ・目や顔をみる |
| ・時間を守る |
| ・目線は同じ高さを保つ |
| ・挨拶をする |
| ・名前を確認する |
| ・礼儀正しく接する |
| **質問するスキル** |
| ・患者に話すように促す |
| ・病気だけではなく患者自身への関心を示す |
| ・わかりやすい言葉を用いる |
| **応答するスキル** |
| ・患者が言いたいことを探索し理解する |
| ・相づちを打つ |
| ・患者の言うことを自分の言葉で反復する |
| **共感するスキル** |
| ・患者の気持ちを探索し，理解する |
| ・沈黙を積極的に使う |
| ・患者の気持ちを繰り返す |

（厚生労働省委託事業．日本緩和医療学会．緩和ケア研修会（PEACE）より一部改変）

のあり方を研修で学んだ医師が担当した患者は，手術後や再発告知後の心のつらさがやわらぐ」という研究です．簡単に言うと，医師に対し悪い知らせを伝える際のコミュニケーションについて研修を行い，患者さんに対する影響と効果を評価するというものです．医師側が伝え方を工夫することで，情報をきちんと伝えつつ患者さんの心理状態の悪化を防ぐことができるのではないかと予測し，コミュニケーション手法や研修方法だけでなく，それが患者さんに与える効果も評価することを目的としたのです[15]．

　では，この基本的なコミュニケーション・スキルの内容について簡単に説明します**表1**．時間を守ることや礼儀正しく接することなど基本的なマナーが含まれている一方，患者の気持ちを探索し理解する「共感するスキル」など，実践することが多少難しいスキルも含まれています．実際の診察場面で，この基本的なコミュニケーションに注意して患者と接するように努力するだけでもコミュニケーションの向上のための第一歩となり，有効な方法であると考えられます．以前には，この基

**表2** SPIKES 各段階のまとめ

Spikes：場の設定
　①環境を整える
　②タイミングをはかる
　③患者の話を聞く技術を働かせる
sPikes：患者の病状認識を知る
spIkes：患者がどの程度知りたいかを確認し，患者から招待を受ける
spiKes：情報を共有する
　①伝える内容，（診断・治療計画・予後・援助）を決定する
　②患者の病状認識，理解度に応じて始める
　③情報の提供
　　・情報を少しずつ提示する
　　・医学用語を日常語に翻訳しながら説明する
　　・図を描いたり，小冊子を利用する
　　・患者の理解度を何度も確認する
　　・患者の言葉に耳を傾ける
spikEs：患者の感情を探索し，対応する
　患者の感情に気付き，思いやりを示す
spikeS：今後の計画を立て，面談を完了する
　①今後の計画を立てる
　②面談のまとめを行い，質問がないか尋ねる
　③今後の約束をし，面談を完了する

(Buckman R, et al. Br Med J. 1984; 288: 1597-9[16])

**表3** SHARE

「支持的な場所の設定」（Supportive environment）
「悪い知らせの伝え方」（How to deliver the bad news）
「付加的な状況」（Additional information）
「情緒的サポート」（Reassurance and Emotional support）

(Fujimori M, et al. Palliat Support Care. 2014; 12: 379-86[19])

本的なコミュニケーション・スキルをふまえて米国で作られた「SPIKES」**表2**というコミュニケーショントレーニングツールを使用した研修[17,18]が行われていたのですが，日本の国民性にはそぐわない部分があったため，患者さんが何を望んでいるか意向調査を行い，日本人のためのコミュニケーショントレーニングツールが作成されました．それが「SHARE」です．これは，**表3**のような患者さんが望む4つの構成概念を基に組み立てられたプログラムです．

　これらの項目の頭文字をとって「SHARE」としています[19]．SHARE は，がん医療において医師が患者に悪い知らせを伝える際の効果的なコミュニケーションを実践するための態度や行動を示しています．

SHARE に準拠した方法，患者やその家族の心理に配慮したスキルを用いて，かつ説明のテーブルにつく最適なスタッフを整えたうえで（前述の「ハーバード流交渉術」を参照），実施された説明には「がん患者指導管理料」を算定することができます．

## 短時間で身につく serious illness care program（SICP）

SPIKES や SHARE のようなコミュニケーション・スキルのトレーニングの習得には，最短でも数日の研修を必要とされています．日々多忙を極めるがん治療医に研修を受けてもらうことができず，普及していないのが実状です．そこで最近になり，The serious illness care program（SICP）という研修プログラムが開発されました．SICP は，重篤な病気を持つ患者さんが，自身の価値観や優先したいことについての有意義な話し合いを医療従事者と持てるようにすることで生活を改善させることを目的にしています[20]．

SICP は，米国の Dana-Farber Cancer Institute，Atul Gawande の支援の下，

**表4** 重篤な病気を持つ患者さんとの話し合いの手引き

1. 話し合いを始める
   - （ア）目的を伝える
   - （イ）将来の意思決定のための準備
   - （ウ）許可を求める
2. 患者の理解と意向を確認する
3. 今後の見通しを共有する
   - （ア）今後の見通しを共有する
   - （イ）「…だとよいのですが」「…を心配しています」
     「…を願っています」などの表現を使う
   - （ウ）間をおきながら話し，感情を探る
4. 大切なことについて聴く
   - （ア）目標
   - （イ）恐れや不安
   - （ウ）強さの源
   - （エ）欠かせない能力
   - （オ）延命治療の範囲（トレード・オフ）
   - （カ）家族
5. 話し合いを締めくくる
   - （ア）要約する
   - （イ）推奨事項を説明する
   - （ウ）患者に確認する
   - （エ）患者に協力することを伝える
6. 話し合いの内容を記録する
7. 主治医やほかの専門職に伝える

Ariadne Labs において開発され，Brigham and Women's Hospital や Harvard T. H. Chan School of Public Health などとの共同事業として実施されてます[21]．2020 年より，日本においても木澤義之，竹ノ内沙弥香，森雅紀らにより，SICP を日本の現状に適用させるために許諾を得て一部改変して，コミュニケーション・スキル習得のための講習会の実施が試みられています 表4 ．

　私も実際に講習を受けましたが，これまでのコミュニケーション・スキルに関する研修と圧倒的に違うのは研修に要する時間の短さ（半日程度）です．これまでのコミュニケーション・スキルに関するトレーニングは短いものでも数日を要し，多忙な臨床医にとっては，大切なことだと考えていても先延ばしがちなものでした．

　また，SICP はがん治療だけでなく，ほかの重篤な疾患や外来での説明の場面でも使える設計になっており，今後，多くの医療従事者が受講されることが期待されています．

　このほかにも，救急などの比較的短時間での意思決定が必要な場面を想定した Vitaltalk（http://www.vitaltalk.org.）[22]や，看護職が使うことを想定した NURSE などがあり，コミュニケーション・スキルの研修が流行しているようにもみえますが，それだけ医療現場でのコミュニケーションや意思決定支援に問題を感じている医療従事者や患者さんが多いということの表れでしょう．

## 共感型コミュニケーションと問題解決型コミュニケーション

　この本を読んでいただいているのは，多くが医療従事者と思います．医療従事者は医療の専門家です．顧客である患者さんやご家族が抱える問題を診断して，治療やケアという解決策を講じるのが医療従事者の仕事です．日本の医療従事者，特に医師や看護師は限られた時間内にたくさんの問題解決を迫られているので，いかに短時間で診断し，即座に質の高い解決法を施すかに集中して仕事をしています．相手の困っていることに対して即座に解決策を伝えるコミュニケーションを，問題解決型コミュニケーションと言います．問題解決型コミュニケーションがひどくなると，患者さんが診察室に入ってきた時に，医師から患者さんに対してかける第一声が「今日は，何をしに来ましたか？」というぶっきらぼうなものになります．まるで，ラーメン屋に入ったら，店員から注文が取られるかのような対応になっていますよね．ほかにも「不定愁訴」と言って，いろんな悩みごとをばらばらに話される患者さんがいると，「それで，一番解決してほしいのは何？」とイラつく医師も少なくありません．短い時間でたくさんの患者さんの診察をしなければならないという

JCOPY 498-02292

現状から招いていることなので，すぐに修正したほうがいいと簡単には言えませんが，少なくともがん患者さんの意思決定支援をするという場面では，この日頃の癖は出さないほうがいいでしょう．

この問題解決型コミュニケーションに対して，共感型コミュニケーションというのがあります．共感型コミュニケーションは女性がよく用いていることで知られています．「ちょっと，聞いてよ」というあれです．みなさんも，家族や友人などから相談ごとや世間話をされたけど「一体，私にどうしろというのか？」と感じたことはないでしょうか？　日々専門家として問題解決に追われていると，他人の話をただ聞いてさしあげる（コラム参照，p.50）という姿勢がどんどんと失われます．すぐに解決法を口にして，話を終わらせようとします．日常のなかで相手の話を我慢して聞き続けることができずに，食い気味に解決法を話した結果，気付かないうちに相手が不機嫌になっているという経験はだれにでもあるはずです．

意思決定支援では，まず何よりも患者さんやご家族の考えていることを知ることが大切です．解決したくなる癖を抑えて，じっくり聞くという姿勢を共感型コミュニケーションというスキルとして身に付けることが必要です．

具体的な方法としては，前章であげた「タウマゼイン（驚き）話法」というのがあげられます（p.37）．解決したくなるのは，相手の話を切り取って即座に判断して，反応する癖がついているからです．判断を中止して，まずは，ただ驚いてみることから始めてみてはいかがでしょうか．

この章では，コミュニケーションの方法論について話しました．コミュニケーションスキルはあくまでも「心」を伝える方法であり，スキルアップが最終目標ではありません．技術的に素晴らしくても，肝心の中身が伝わらなければ意味がありません．冒頭でも申しましたように，技術があれば心がなくてもよいとか，反対に，心があれば技術はなくてもよいという「心」vs「技術」の二項対立に陥ることなく，ありきたりの表現になりますが，心も技術もどっちも大切ということは忘れないでいただきたいです．そして，この二項対立を避けてよりよい意思決定支援をする理論として，構造構成主義に基づいた信念対立の回避がなくてはならないと考えています（第7章「コトバについて考える～構造構成主義入門～」参照，p.65）．

## 聞いてさしあげる

表5

```
「聞く」
  ↓
「聞いてやる」
  ↓
「聞いてあげる」
  ↓
「聞いてさしあげる」
```

　ただ患者さんの話を「聞く」と表現すればいいところを，「聞いてあげる」と表現してしまったゆえに，周囲の不興をかってしまった研修医の話を聞いたことがあります．

　表5は，私の考えた「聞く」の活用形（？）です．「聞く」という行為は，かならず音を出す側と聞き取る側がいて成立します．他人の話を聞くという行為の場合は，話をする他人と聞く側の私がいます．

　「あげる」は本来，他者に対してなにかを渡す時に，自分という低いところから他者という高いところに移動させるという意味であります．しかし，言葉は口伝えに用いられすぎると，そこに含まれる意味が「安っぽく」変化していきます．現在の「あげる」は「やる」とほとんど変わりません．

　医療従事者が患者さんの話を聞くのは仕事ですから，患者さんの利益に配慮して聞くことになるので，どうしても相手のことを配慮して聞いているのだという意味を含ませたいとなると「聞いてさしあげる」と表現せざるを得なくなります．

　私は，ここに医療従事者ゆえの「利他性」を感じるのです．「利他性」とは他人のために行動することに喜びを覚える性質なのですが，一見「利他性」を持つとされる人であっても，その源泉が「他人からいい人だと思われたい」という場合，「他人のことを配慮できる私はなんてすばらしいんだ」という場合，そして，何も考えずとも生まれつきにやりたいことをすると自然と他人のためになる場合とに分かれます．ただ「聞く」だけが他者の利益につながるのであれば，苦労しませんよと，人間のできていない私は思ってしまうのです．

　というわけで，私は患者さんの話を「聞いてさしあげる」と表現しているのです．

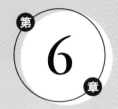

# 第6章

# 患者にとって「選ぶ」とは何か?

## ～意思決定を支える「いのり」と「ゆるし」～

---

**本章のポイント**

- 未来も過去も,それ以外にはありえない一通りの事実でできている.
- 「実現可能性」と「論理的可能性」を意識しよう.
- 実際にはありえない「他行為可能性」をもって,自分や他人を裁くことは避けよう.
- 人生は首尾一貫していないし,明確な分岐点もない.
- 「選ぶ」ことは自由の証である一方で,重荷でもある.

---

　意思決定とは,「訓読み」で言えば「選ぶ」ということになります.そして,人生は「選ぶ」ことの連続です.人間は「選ぶ」ことなしに生きていくことはできません.本章では,人間にとって「選ぶ」とはどういう意味があるのかということを深く掘りさげます.

## 未来は無限にあるのか? [23-25)]

　私たちは未来の可能性は無限であると信じています.過去や現在は一通りしかないが,未来には選択肢が無数にあり,選ぶことができると考えています.本当にそうなのでしょうか? 前に,私たちが「あたりまえ」だと思っていることに疑いをもって考える姿勢が哲学にはあると書きましたが,人間が過去・現在・未来のうち,未来だけを特別扱いすることに疑問を持ち,私たちが「あたりまえ」であると考えているものが,よく考えると「あたりまえ」とは言いきれないということに哲学は気付かせてくれるのです.時制に関する哲学も,多くの著名な哲学者が挑んできた問題であり[26)],この本のなかで詳しく語るのは困難ですので,ここでは簡単な説明だけにしておきます.過去に起こった事実を変えることはできないということは,だれもが疑いを持たないでしょう.過去に起こった一通りしかない事実も,その時点よりさらに過去の時点からすると未来であったわけです.さらに,過去の時点の自分自身にはたくさんの選択肢があったのかもしれませんが,結果的には1つ

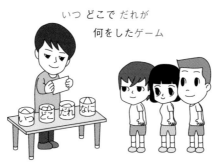

**図1** 論理的可能性ゲーム

の現実だけを生きてきています．実際にした行為以外は「他行為可能性」のあった行為ではありますが，現実の過去ではありません．過去の行為は，足を踏み出した場所や，右足から踏み出したのか，左足から踏み出したのか，その時の天候など周りの環境に至るまで詳細に決まっていて，すべてを含めて一通りの現実です．すべてを含めて無数の可能性があると頭では考えられますが，実際には，ガチガチに決まってしまっている一通りの現実なのです．さて，未来はどうなのでしょうか？

　私が「論理的可能性」ゲームと呼んでいるものを，皆さんは子どもの時に遊んだ覚えがあるでしょう．「いつ」「どこで」「だれが」「だれと」「何をする」という文節を，それぞれのプレイヤーが思い思いに書き，ランダムに1つの文章を作りあげてそのナンセンスぶりを笑うという遊びです 図1．

　このゲームを楽しんでいた時のことを思いだしてみてください．ありえないような文章ができることもあれば，たまに，さほど面白くもない，ありえそうな文章ができることがあるでしょう．どちらかと言うと，絶対にありえないと断定できるような文章ができることはまれで，多少滑稽ではあっても，ありえなくもないという文章ができるから楽しいゲームであると言えます．このゲームの話を持ち出したのは，まさにこのことを言いたかったのです．「ありえなくもない」文章ができてしまうということが，未来の選択肢を語る時には往々にして起こるのです．この「ありえなくもない」ことを「論理的可能性」と言います．

　マーケティングにおいても顧客に伝わりやすい提案は，なぜ（why），どうやって（how），だれが（who），何を（what），いつ（when），どこで（where）の順で，いわゆる5W1Hの整った文章であるとされています．

JCOPY 498-02292

実際に，治療が困難になってきたがん患者さんとお話をしている時には，5W1Hが整った「ありえなくもない」話がたくさん出てきます．それは，インターネットが普及した現在では，より増幅しているようにも感じられます．たくさんの自称専門家や経験者たちが，SNSなどを通じて発信する数多くの「論理的可能性」の文章は，一人の患者さんに無数の選択肢があるかのように具体的な言葉で語りかけてきます．実は，この具体的な「論理的可能性」からなる言葉での語りかけは，がん治療を専門とする担当医自身にもあることです．客観的にみれば積極的治療を選択しないほうがよいと考えられる患者さんに対しても，「何か治療法はありませんか？」と質問されると，治療医として我慢することができずに，より具体的な言葉で抗がん剤治療や手術の詳細を語ろうとします．もちろん，その時には合併症やリスクについて説明して「おすすめしない」とつけ加えます．しかし，「いつ」「どこで」「だれが」「どのように」「何をする」という文章が具体的な選択肢として提示されてしまうと，治療のことで頭がいっぱいになっている患者さんの心のなかでは，「ありえなくもない」が「ありえる」に変換されてしまいます．

一方で，積極的治療をせずにこれからの過ごし方について話し合う時には，あの雄弁に治療法について語っていた担当医はみる影もありません．では，これからの過ごし方を話し合うために，具体的で迫力のある言葉を語ることができるのは誰なのかというと，病院内であれば緩和ケアチームや，在宅療養を支援する看護師，メディカルソーシャルワーカー（MSW），病院の外の在宅医や訪問看護師などではないでしょうか？　担当医が何でも知っていて，何でも言葉にできるわけではないという限界を知り，多くの人に話し合いに入ってもらうことから始めることが必要でしょう．

## 過去は取り返しがつかないのか？

前項では，未来の可能性についてお話ししました．すでに起こってしまった後の過去も，その時点よりも過去の時点からみれば未来であった．「論理的可能性」の世界として無数に考えられた選択肢のなかで，確かにたった1つの現実を選んだのです．ほかの選択肢のなかには，考慮にさえ入れられなかったもののほうが多いくらいでしょう．まるで過去から未来へと続く一筋の道を，現在という乗り物に乗って私たちは止まることなく進んでいくのです．未来は通り過ぎた瞬間に過去に変わっていくととらえるのではなく，1つの方向を向いた1本のレールの上を現在という乗り物に乗った私が通過していくだけのことだと考えることで，現在という乗り物

が通り過ぎる前と後だけで過去と未来を分けていることにさしたる意味はなく，特に未来だけを切り取って特別視することに疑問を投げかけました．ここまでくると，哲学の思考実験としては面白いが，そんなことを考えても何の役にも立たないのではないかという声が聞こえてきそうです．私がお話ししたことは運命論とよばれるものの概略であり，これまで多くの哲学者が挑んできたことですが，普段生活しているうえでは考えなくてもいいことであり，どちらかというと，素朴に未来の可能性は無限にあるから，いろんなことに挑戦して努力をしましょうという姿勢のほうがいいと思います．しかし，がん患者さん，特に積極的治療から緩和ケアへ移行していく過程にある方にとっては，未来の可能性が無限にあり，人生は努力次第であるという姿勢一辺倒では，あらゆる制約の中で「実現可能性」のある選択肢から最善と思われるものを選んでいくという作業ができなくなります．これからの過ごし方を考える時には，できる範囲で選択・実践するという「実現可能性」を大切にした話し合いが行われるほうがいいでしょう．

　ここで，再び「あたりまえ」に対して疑問をもつわけですが，それは，過去は取り返しがつかないのか？　という疑問です．未来も過去も結局は一通り（一回起性）であると私は言いました．ですから，過去の事実を変更することはできません（未来に起こる現実も同じように一回起性です）．

　よく「ああしとけばよかった」や「しなければよかった」などの後悔をすることがあります．「あの時，もっと早くに病院に行っておけば」や「手術をしなければよかった」という後悔はしても意味がないとわかりながら，ほかの選択肢の可能性を考えてしまうものです．ほかの選択肢としてあげているものは，現実にあった一通りの過去の出来事に対して「論理的可能性」の文章です．過去の現実に対して，実際は起こっていない「論理的可能性」について考える場合に，それを「他行為可能性」の有無や程度で私たちは考え始めてしまいます．実際にはそうしなかった「論理的可能性」の選択肢のなかで，より「ありえた」ものを探し始めることが「後悔」の正体であると私は思っています．実際にそうしなかったことを，よりありえたかどうかの順番に並べて悔しがる．そして「後悔」は，そうしなかった自分や誰かを裁いて罪に問おうとする「裁き」の姿勢につながります．人間は「裁き」モードに入ってしまうと，次にどうしたらいいかよりも，一体誰がどのように悪くてこうなったのかの犯人捜しが始まって，それが自分であろうと他人であろうと，おとしまえをつけるまで終わりません．未来については，心身ともに健康な条件下では素朴に「論理的可能性」を追うこともあっていいと思いますが，過去については，た

JCOPY 498-02292

くさんの「他行為可能性」を追い続けることはおすすめできません.

　私たちは，現在という乗り物に乗って過去から未来へ続く一筋の道を止まることなく動いていると言いました．目の前に続いている未来も，過ぎ去った過去も，現実は1つなのですが，ともに手につかんで触ることも，みることもできません．手につかめるもの，みることができるものは，今，この瞬間に目の前にあるものだけです．実は，私たちが過去と呼んでいるものは頭のなかにある記憶であり，直接みることも触ることもできないものなのです．記憶とは，経験したことをそのまま残す写真やビデオのようなものではなく，自分なりの解釈で小さくまとめるように再構築されたものです．そういう意味で言うと，まだ訪れていない未来をみることも，触ることもできないのと同じように，その人の過去はその人なりのとらえ方次第という側面があります．過去の出来事を私の頭のなかでどのようにとらえるかは，今，この瞬間の私次第であると，少なくとも私は考えるようにしています．

## 人間は成長するから，首尾一貫しない

　第3章で，人間が首尾一貫していると考えるのは勝手な考えである．そう考えたくなるのは，つかみようのない他人の内面をできるだけ単純化して理解しやすくしたいという，人間の願望にすぎないことを説明しました（p.30）.

　一人の人間において，昨日のその人物と今日のその人物は全く違うということを考えている哲学者もいます．これも素朴に考えて，昨日の私と今の私が違うなどということは考える意味のないことのように感じますよね．しかし，人間は絶えず変化しているものです．医学的に言っても，体中の細胞の1つひとつに至るまで，昨日と同じ状態ではありません．もっと以前，例えば53年前の私はまだ生まれたてでありましたが，その時と同じ分子は，今の私の体のなかにはおそらく残っていないのではないでしょうか．それでも他人は，私を首尾一貫した存在としてとらえることに固執し続けるのです．

　おそらく，首尾一貫しておいてほしいものは記憶や思考の部分だと思いますが，これすらも次の瞬間に一変している可能性を否定できません．酔っている時のこと，寝ぼけている時のこと，寝ている間にみた夢のこと，せん妄などの意識障害にある場合，大けがをして脳が傷ついてしまった時など，さまざまな実例をもって首尾一貫していない記憶や思考を私たちは体験しています．そのような特殊な事例だけでなく，私たちは日々，成長しようと努力しているはずです．

　これは希望的観測ですが，この本を読む前のあなたと読み終えたあなたが，他人

から見て首尾一貫していないようにみえるぐらいに成長しているとしたら，著者としてこんなに幸せなことはありません．

## 人生に分岐点などないかもしれない

　私は，意思決定支援の本を書いているにもかかわらず，人生に分岐点などないと言い出しています．がん患者さんの意思決定を支援する場面として考えられるのは，がんと診断した時，がんの治療を説明する時，がんが再発した時，がんを治すことができないとわかった時などがあげられます．それぞれの時点が分岐点であるととらえているからこそ，その分岐点での重要な選択をお手伝いしましょうというのが意思決定支援のはずだから，分岐点がないかもしれないと言われると，気がおかしくなりましたかと言われそうです．

　普通に生きていくにあたって，人生にいくつかの重要な分岐点があるという素朴なとらえ方は間違ってはいません．しかし，よくよく考えますと，ある瞬間における1人の人間の1つの行為だけで，その後の結果が導かれるということはないのです．私たちは現在という乗り物に乗って，一通りの人生を止まることなく動いている存在です．その道のりにはたくさんの出来事や，登場人物や事物が寸分の狂いのない一通りさ（一回起性）で隙間なく敷き詰められています．それらの事物のすべてが欠けることのない完全な現実によって結果は導かれていて，1つの重要な決断と考えているものはそれらのうちの1つにすぎません．たしかにその決断や実行がなければ，後に生じないこともあります．しかし，動き続ける人生のただなかにおいて，その決断や実行がどれくらい重要なのかや，タイミングがベストであったかについては誰も知りようがありません．

　この話をあまり長く続けると，より難解になってきますので，最後に言っておきたいことを述べておきます．がん治療の専門家として，患者さんにとってここが分岐点であるというとらえ方で説明の機会を持つことは大切な姿勢ですが，患者さんが必ず医療者からの問いに答えなければならないということはありません．むしろ，医療者が分岐点と思っているものは患者さん側からすると，ある程度の時間の幅をもっています．そして，さまざまな現実として目の前に立ち上ってくる事象の流れのなかで，おのずと決まってくるような物語もあるということです．自然界にある物語は，私たちが仕立て上げるドラマやアニメの脚本のように起承転結がはっきりしてるわけではなく，むしろ川の流れのようなものなのだと考えておくほうがいいでしょう．

　　　　　　　　　　　　　　　　　　　　JCOPY 498-02292

## 「選ぶ」とは？　選択する「喜び」と「重荷」

　人生は選択の連続です．思い起こしてみてください．朝，目が覚めてから今に至るまでの間，皆さんはたくさんの「できるかもしれない」無限の選択肢から1つひとつを選び，一通りしかない（一回起性の）現実を生きています．

　結局は一通りしか選べないけど，「できるかもしれない」あるいは「できたかもしれない」という論理的可能性の選択肢を持っているという事実があることで，「自由」を感じています．

　人間は，「自由」の証として選択肢があるということに喜びを感じています．

　買い物を楽しんでいる時を思い起こしてください．「買える」ものがたくさんありますが，実際には予算などさまざまな都合で，全部を買うことなどありえません．それでも選んでいる間は楽しいと感じる人が多いでしょう．子どもの頃のことを思い出してみてください．お小遣いの100円をもって駄菓子屋に行ったとします．並んでいるたくさんの色とりどりの駄菓子たちを眺めながら，予算内で何を買えるかを考えるのは楽しい．そこに大金持ちが来て，「ここにあるやつ全部ください」と大人買いするとしたらどう思うでしょうか？

　「選ぶ」ことを楽しむためには，「選ぼうと思えば選べる」状況にあることと，とは言え全部を選ぶことはできないという制約が必要なのです．

　人生は選ぶことの連続であると言いましたが，では，すべての行為を選んだとはっきり言えるでしょうか？　もし，そうだとしたら，1時間ぐらいで精神的に参ってしまうことでしょう．右足から踏み出すか，左足から踏み出すか，扉の取っ手を右手でつかむか，左手でつかむか，あらゆる行為を選択したとも言えるし，選択していないとも言えます．

　例えば，仕事の帰り道に事故にあって大けがをした人がいたとします．いつもは自転車で帰るのですが，この日は雨だったので，傘をさして歩いて帰ったとします．そこで，事故にあってしまいました．たしかに，この日は雨だったので歩いて帰るという選択をしました．そして，天気がよくて自転車で帰っていたら，事故にあわなかったかもしれません．しかし，天気が悪い時は，いつも傘をさして歩いて帰っているのです．その日に限って熟慮して選択したわけではなく，雨の日はいつもそうしているから，いつも通りにそうしただけなのです．

　それでも，人間は「ああすればよかった」と思ってしまうのは，その選択の後に起こった出来事が自分にとって不都合な結果だったからです．結果が自分にとって

不都合であれば，それより前にした選択がよくなかったと考え，因果関係の有無にかかわらず，その選択をした自分や他人を責め立てようとしてしまいます．これが因果応報，自業自得や自己責任論に横たわる考え方の根っこにあるものです．

　ここでわかることは，「選択」には「責任」という重荷が生じるということです．人間が抱える「責任」，「責務」については，第7章「コトバについて考える〜構造構成主義入門〜」（p.65）でお話しすることになりますが，ここでは「選ぶ」ということが，状況によっては「自由」の証とされ，楽しみの対象である一方で，「面倒なこと」や「重荷」と感じるものでもありうるということです．

## がん治療への抵抗心がなくなっていく

　前項では，選択肢があるということは自由の証というだけでなく，「面倒」や「重荷」であるということをお話ししました．特に医療行為の意思決定においては，「面倒」や「重荷」をもたらすと言えます．

　目の前に示された選択肢の存在がポジティブに感じられるか，ネガティブに感じられるか，もちろん選択肢そのものの深刻度に依存しますが，それだけでなく，意思決定する側のおかれた環境や時間経過によって変化することがわかります．積極的がん治療は，主に手術・抗がん剤・放射線療法で行われます．いわゆる初回治療におけるこれらの治療は効果が望めることが多く，副作用や危険性があったとしても，有益性のほうが高いと判断できます．しかし，終末期に差しかかると，この関係性は逆転します．治療効果が望めない一方で，副作用や危険性は同等か，あるいはひどくなっていきます．ところが，不思議なことに治療を長く続けていると，副作用や危険性に対する抵抗心が薄れていくのです．

　*死はよく言われるように最大の恐怖であり，だから死の恐怖を克服した人物は，他のいかなる自然発生的な災難が近づいても，落ち着いた心の状態を失うことが少ない．戦争のなかでは，人間には死はありふれたものになり，こうして必然的に，愚かで経験不足の者が，死を眺める際に抱く迷信に基づく恐怖と，ぞっとする思いが取り払われる．兵士は死を単なる命の喪失としかとらえず，生命が欲望の対象であるのは偶然のことではないのと同様に，もはや，嫌悪の対象でもない．また，兵士たちは，経験を通じて，きわめて危険なものに見える多くのものは，外見ほど大きな危険ではなく，勇気と機敏さと冷静さがあれば，当初まったく希望をもてなかった状況から，名誉とともに，自分自身を救出する十分な可能性がしばしばある*

**JCOPY** 498-02292

ことを学ぶ．こうして死の恐怖は著しく減少し，それを回避する希望や確信が増大する[27]．

（アダム＝スミス，著，高　哲男，訳．道徳感情論．東京: 講談社; 2013）[27]

　これは，アダム＝スミスの「道徳感情論」（2013年，講談社学術文庫）にある一説です．人間は自身がおかれている状況，周囲の環境がある程度持続している場合には，それらが「合理的な」解釈や選択をする能力に影響することを指摘しています．スミスは従来型の経済学の開発者と考えられがちですが，その後の多くの哲学者から優れた哲学者であったと称賛されています．そして，この本の2本柱の1つである行動経済学の登場を予見しているようにも感じられます．

　この一文では，戦争状態が続くことで，本当は戦うという行為こそが死に直面させているにもかかわらず，その認識と恐怖を忘れさせているのだと，スミスは説明しています．同様に，患者さんが一定の期間のがん治療というこれまでに降りかかってきた苦難の連続を乗り越えていくことで，治療の開始前や，治療開始当初に感じていたはずのがん治療への恐怖が取り除かれていくのではないかと想像できます．

## 経験する自己，記憶する自己，そして予測する自己

　また，行動経済学者としてあまりにも著名な研究者であるダニエル＝カーネマンは，著書「ファスト＆スロー　あなたの意思はどのように決まるか？」のなかで次のような事例を紹介しています．

　「下半身不随の人は，一日に何時間ぐらい憂鬱な気分になるでしょうか？」

　私たちがこの質問に接した場合，思い悩んでいる人を思い浮かべるが，実際にはごく少数の例外をのぞけば，次第に慣れていくもので，体のことを考えなくなるといいます．もちろん，持続的な痛みや耳鳴り，あるいはうつ状態を招いた場合はそうはいかないでしょうが，下半身不随の人をよく観察していると，事故後1カ月もすれば，起きている時間の半分以上は楽しい気持ちで過ごしていることがわかる．
（中略）

　人工肛門患者を対象とした最近の調査でも，予想に違わず実際に経験した幸福感と生活評価の間にきわめて大きな乖離（かいり）が認められた．経験サンプリング調査の結果生活の中で経験する幸福感に関しては，患者と健康な人との間に差は認

められなかった.

　にもかかわらず人工肛門患者は，寿命が短くなってもかまわないから，自分の余生を人工肛門のない余生に取り換えたいと答えた.

　さらに，人工肛門を除去できた患者は，つけていたときは最悪だったと感じ，まれあれをつけるぐらいなら死んだ方がましだと述べている. *ここでは経験する自己が十分快適に感じている生活について，記憶する自己は強烈な焦点錯覚にとらわれていると言えよう[7]*.

（ダニエル＝カーネマン，著，村井幸子，訳. ファスト＆スロー　あなたの意思はどのように決まるか？　東京: 早川書房; 2014[7]）


　「ファスト＆スロー　あなたの意思はどのように決まるか？」のなかでカーネマンは，自己には，経験する自己と記憶する自己があり，記憶する自己は過去の出来事を物語として時間を無視した形で総括し，その総括した記憶を意思決定に反映していて，実際にこれから経験しようとする自己にとって合理的ではない選択をしがちであると指摘しています. 引用した文章のなかでは，人工肛門患者の例があげられています. 日本語訳をそのまま引用していますので，若干わかりにくいと思いますので，わかりやすく書きますと，人工肛門を抱えた患者さんがその最中において感じる幸福度は，人工肛門のない患者さんとほとんど変わりがない. にもかかわらず，これから人工肛門になるかもしれないという説明を聞かされた患者さんは，例え命が短くなっても人工肛門を避けたいと望んでしまう. そして，かつて人工肛門を抱えていたが，病気が治って人工肛門を取り除けた方にした質問でも，もう一度人工肛門になるぐらいなら，命が短くなってもよいと返答したという内容です.

　すなわち，事前に予測する苦難と利益（予測する自己），実際に経験している最中に感じている苦難と利益（経験する自己），事後に記憶している苦難と利益（記憶する自己）の３者には大きな違いがあるということなのです（ここで私は，より読者の理解を得るために，カーネマンの表現に「予測する自己」というものを付け足しました）.

　人生のうちでそう短くない時間をがんの闘病にあててきた患者やその家族は，がん治療にさしたる恐怖を感じていません. では，がん治療を受ける前に予測する自己からみるとどうかというと，がん治療を恐怖ととらえる人が多いと思います. カーネマンの書いた半身不随や人工肛門の例では，記憶する自己では人工肛門をとてもつらいことのように総括して，経験している自己ではさほど苦痛を感じていな

JCOPY 498-02292

いという構図になっています．スミスの記した事例でも，戦争のさなかにおいて死への恐怖は氷解していきます．カーネマンは「ファスト&スロー　あなたの意思はどのように決まるか？」のなかで，苦痛の記憶にはピーク・エンドの法則があると説明しています．苦痛はその長さよりも，最も苦痛の強かった時の痛みと，最後の時に経験した苦痛を代表して総括することで記憶されるというのです．戦争を通して生き残っている戦士にとっては，ピークの苦痛や終わりの苦痛はそこまで高くないと考えられます．やがて戦争が終わっても，その総括はどちらかというとポジティブなものになっていきます．半身不随は戦争とは違って同じ状況がずっと続き，終わりがないという事例になります．経験する自己はその状況に慣れていくことで，さほど苦痛に感じない記憶する自己へと変化していきます．一方で，人工肛門の事例では，予測する自己，記憶する自己はともに，人工肛門の状況を強い苦痛の記憶として総括しています．この人工肛門の事例では人工肛門から回復した人に対して質問をしているので，人工肛門のない自己を今経験していて，そこを損得勘定の参照点においていることが影響していると考えられます．

スミスやカーネマンのあげた事例を通してわかっていただきたいのは，人生の時間のなかで短くない期間をがん治療にささげてきた患者さんは，これまでのがんとの闘いを総括する記憶する自己であり，また今の病状（体の痛み，食欲がない，疲れやすいなどの症状や目の前の医師から伝えられた「悪い知らせ」）を経験する自己であり，なおかつ，これからの意思決定をする予測する自己であるということです．

## インフォームド・チョイスがより重荷を増す

前述のような状況におかれた患者さんにとっては，いきなり best supportive care の選択を提示されても，選択肢としておくことすら考え難いことだということをみなさんに理解してほしいのです．

そして，その選択を迫ることは相当な重荷になるということをわかっていただきたいです．

インフォームド・コンセントの考え方が導入されて以降の医療者は患者やその家族に意思決定をせまる際に，たいていの場合は A と B の選択肢を示して，その両者のメリットとデメリットを詳しく説明することで，いずれかを選びなさいという手法（インフォームド・チョイス）をとりがちです．しかし，ここまでの話を読んでいただければ，この手法は使い古された従来型の交渉術にすぎず，意思決定「支援」とよべるものではないと感じていただけるのではと思います．

人生の選択と言われるものは，目にみえた一点に明白な分かれ道があるわけではなく，全体の物語を通してたえず行われ続けているものだと感じます．

　経験的に言いますと，best supportive care については，早い段階から人生の幸福を達成するための手段として存在することを折に触れて紹介し，さまざまな角度から人生の幸福の形をとらえることを支援するスタッフやサポーターとのつながりをもってもらうことが，物語としての人生を評価し，意思決定をする人間に応じた意思決定支援ではないかと思います．

　がん患者さんの意思決定は，重荷になる選択の連続です．いかにその重荷を緩和するかは意思決定支援のなかでも重要なタスクの1つであり，その方法としてはインフォームド・チョイスではなく，例えばリバタリアン・パターナリズムの考えに基づいたナッジを用いるとよいでしょう．そして，「過去」の「他行為可能性」による「後悔」や「裁き」の念，「未来」のありえない「論理的可能性」へのとらわれに対して，共感の姿勢を持ちつつも，ここで学んだことを言語化して患者さんやご家族の気持ちを軽くして差しあげてはいかがでしょうか？　これまでの労をねぎらう言葉かけをすること，よりよい未来を祈るという言葉を発することは，理屈を抜きにしても医療従事者として大切な姿勢でありましょう．

## 「ゆるし」と「いのり」

　過去に実際にあったことは一通りであり，それ以外の選択肢は「論理的可能性」としてはありえたとしても，現実にはありえません．実際にあったことだけが過去なのです．それを受け入れることを「ゆるし」と表現します．「ゆるし」とは，謝ってもらったから許すということとは違い，反発せずにありのままを受け入れる姿勢を指します．あえて漢字で書くとすると「恕し」であります．

　そして，「ゆるし」の境地に達するためには，「いのり」が必要だと考えています．「いのり」というと，未来に起こることが自分やほかの誰かさんにとって都合がよくなるように願うことのように思います．しかし，例えばある国でテロが発生した時に，その国にいる日本人の無事を祈るという言い方をする時もありますよね？　テロはすでに起こっているので，日本人の安否も決まっています．結果を知らないだけなのです．入学試験が終わった後でも，合格を祈ることはあると思います．

　医者が医療行為をして病気を治せるようになったのはごく最近のことで，数百年前までの医者は，患者さんの傍らか祈祷所で，ひたすら健康回復を祈っていたのです．実際はなるようにしかならない現実を，みんなで「ゆるす」ために「いのる」

のが仕事でした．医が医学という科学になり，病苦を解決することができるように
なったため，いつしか医者は「いのる」ことをやめてしまいました．

　でも，私は思うのです．解決が困難な状態になったときに「いのり」の姿勢を言
葉にしていくことで，医療従事者も患者さんも不都合な現実を少しずつゆるせるよ
うになるのだと．

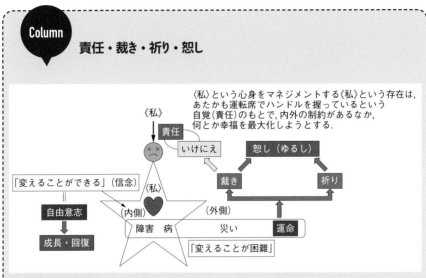

**Column**

## 責任・裁き・祈り・恕し

図2　責任/裁き/祈り/恕し（ゆるし）

　この世にはたくさんの人間がいます．科学的に考えると，人間はみな同じように細
胞でできていると言えます．物質的には同じような人間の身体ですが，なぜか《私》
は一人の人間である＜私＞という乗り物に乗ることで，外の世界とつながることがで
きています[28]．

　《私》にとって不都合な現象のうち，＜私＞の内側に起こるものが「病」や「障害」
とよばれるもので，＜私＞の外側（環境）に起こるものを「災い」とよびます．

　「病」や「障害」や「災い」が起こるのは運命であり，いかに科学的な追求を続けよ
うとも，その運命たる所以を紐解くことはできません．そして，「病」や「災い」が
《私》に降りかかった時，それは《私》の問題として受け止めることになります．な
ぜなら，《私》だけが＜私＞という身体（あるいは精神も含める人間全体）の運転席
でハンドルを握る存在だからです．

≪私≫は，「病」や「災い」，そして自身の身体性や外部の環境という制約のなかで自らの幸福を最大化する目的をもって，自由意志のもとで＜私＞の成長や回復を試み続けるとともに，外部環境に働きかけて自分に都合よく改変しようと試みます．この試みに着手するためには，＜私＞の内側や＜私＞の外部の環境に起こる現象を，できるだけそのままの形で受け止める必要があります．すなわち，≪私≫にとって都合が良い，悪いにかかわらず，まずは運命として受け止めることがスタートラインとなります．それが「恕す」という言葉で表現される状態です．

　しかし，人間は，自分に不都合なものを簡単に受け止めることはできません．不都合な現象があると因果関係を探し，何が悪くてそうなったのかを追求する癖があります．

　≪私≫という＜私＞の運転手が，＜私＞の成長や回復，そして≪私≫の外部環境の改善を試みることは大切ですが，まず天から与えられた＜私＞という「乗り物（肉体と精神）」や，外部環境を否定し拒絶してしまっては，地に足の着いた成長や回復は望めません．また，成長や回復は完全な形で保証されるものではないので，成長や回復に至らなかった時に，≪私≫が＜私＞や外部環境に対する失望と怒りの気持ちを禁じえないことにつながるでしょう．

　本来の意味での「責任」とは，≪私≫が＜私＞という「乗り物」の運転席でハンドルを能動的に握り，自らの幸福を最大化しようと努めることだと考えています．

　しかし，残念ながら日本語の「責任」には「腹切り」や「いけにえ」の意味が含まれており，それが自らの幸福を最大化する営みに悪影響を及ぼしています．＜私＞の内側に起こった不都合な現象である「病」や「障害」，そして，外部環境にある「災い」の原因を追及して裁こうとします．そして，詰め腹を切らせることや，いけにえに差し出すことで納得を得ようとします．そうやって他人や自分自身を責め続けることで，不都合な現象をそのままの形で受け止めることが先延ばしになっていきます．

　不都合な現象である「病」や「災い」，「障害」を受け止める，すなわち「恕し」の手段として「祈り」があります．「祈り」は宗教でもペテンでもありません．人間は祈ることで，目の前に起ころうとしている現象たちを，都合のよしあしにかかわらずありのままに受け止めることができるのです．

　「祈り」の向こうには「恕し」があるのだと考えています．

64

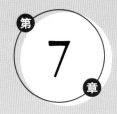

# コトバについて考える
## ～構造構成主義入門～

**本章のポイント**

- コトバは「発音」・「記号」・「意味」からできている.
- 私の話しているコトバと,相手が話しているコトバは発音も記号も同じなのに含まれている意味が違うことがある.
- 構造構成主義の中核原理「関心相関性」,そして「価値観コミュニケーション」[30]について知ろう.
- 価値観コミュニケーション[30] を行うには,「安心安全の場」が必要である.

　第5章では,コミュニケーション・スキルについてお話ししました（p.40）.コミュニケーションとは思っていることを伝えることなのですが,コミュニケーション・スキルとしてあげられているものは,主にノンヴァーバルな（言語を用いない）方法です.第6章では意思決定の根本である「選ぶ」ということについて,その意味を深く掘りさげてみました（p.51）.

　ここからはコミュニケーションで用いるコトバについて,もう少し掘りさげてみたいと思います.

## コトバについて考えるのが「哲学」

　この本の2本柱となっているのは「行動経済学」と「哲学」です.「哲学」にはいろんな分野があります.私は哲学者ではありませんので,「哲学」とは何であるかを正確に語ることはできませんが,すべての哲学書がコトバで書かれていることは間違いありません.またもや「あたりまえ」の声が聞こえてきそうなのですが,哲学の本を読みますと,そこに用いられる言葉の意味をものすごく精密にとらえないと読むことはできません.1冊の哲学書を読み切るのに,数カ月～1年がかりのこともあります.特に私の場合,初めて手にした哲学関連の本がジョン=ロールズという米国の現代哲学者の書いた「公正としての正義　再説（2020年, 岩波現代文庫）」[29]というタイトルのもので,米国におけるリベラリズムの道標となっている名著です.し

かし，言葉の意味が途中でわからなくなることがしばしばあり，また元に戻って読み直すことの繰り返しでした．今から思えば，山に登ったこともないのに，いきなりエベレストに挑戦するような愚行でした．ただ，唯一この愚行のよかったところは，本に出てくるコトバのほとんどが出会ったことのないコトバたちなのですが，哲学書は必ず使う言葉の解説を懇切ていねいにしていることに気付けたことです．哲学書は小説やビジネス本のように，「このコトバ，知ってますよね？　いちいち説明しませんよ」という姿勢ではありません．コトバという建材を用いて精巧な建築物を作っていくようなものですので，1つのコトバを用いるにあたり「このコトバはこういう意味で使っています」ということを説明して，読者と共有したうえで議論を進めていきます．まるで伝統的な日本建築が釘を使わずに木材を組み合わせて建物を完成させるように，コトバだけを用いて何が真実なのかを論理的に証明しようと試みます．

　私が読む哲学書は和訳ですので，出てくるコトバを文字という画像としてとらえることはできます．そして，漢字が読めるので，どう発音するかも何となくわかります．しかし，「意味」がわからないのです．

　ソシュールという哲学者は，コトバとは「発音」「記号」「意味」からできていることに着目しました．さらに，そのコトバを会得していく過程として，「恣意性」「差異性」「蔽盲性」によりコトバとコトバが関連付けられていくとしています．この3つのコトバの特徴は，良好なコミュニケーションをとるうえではとても重要ですので，少し説明的になりますが，できるだけわかりやすく説明します．

　まず「恣意性」とは，コトバを会得するにあたっては誰かから習い教えられなければならないという意味です．コトバは使っている人による主観的で自分勝手な道具であるということが前提にあり，それを引き継ぐことによりコトバを覚えていきますが，当然，引き継ぐ時には，引き継いだ人の主観や自分勝手さはつきまといます．

　次いで「差異性」とは，コトバを会得するにあたってはほかとの違いを用いざるをえないという意味です．「違い」を明確にすることで，コトバの意味は際立つことになります．私たちは，世界の一部からコトバの意味を切り取る際に，どこに境界線を引くかにあたっては，境界線の内側をはっきり指し示すというよりも境界線の外側，すなわちそのコトバの意味に含まれない世界を指し示していくことで，内側の輪郭を際立たせようとします．簡単に言えば，あるコトバの意味そのものははっきりとは言えないが，そうでないものはいくらでもあげることができる状態にある

JCOPY 498-02292

ということです.

　最後の「蔽盲性<ruby>（へいもうせい）</ruby>」とは，私たちがコトバを会得するにあたっては，前述の恣意性や差異性による倣い教えに限界があるのだが，そのことを普段の私たちは全く気にすることがないという意味です．すなわち，他人からあなたが使っているコトバの意味を聞かれた時に，とどのつまりは「そう教えられたから」としか言えなくなります．そして，よほどしつこく問い詰められない限り，そのことを気にとめていることはありません．もっと簡単に言えば，単なる他人の物まねにすぎないものを「真実」だと信じ込んでいることになります.

　例えば，「川」という漢字の「記号」があります．読者は日本語を使う人でしょうから，「川」という記号を見ると，「kawa」と「発音」することが理解できることでしょう．これが理解できない別の言語を使う人にとっては，縦に3本線が並んでいるにすぎません．日本人は「川」の文字を見て，自然大地にたくさんの水が流れているものを思い浮かべます．しかし，私は奈良県に生まれ，父親の故郷は和歌山県にありましたので，私にとって「川」とは，私の家の近くにある「葛城川」であり，奈良県から和歌山県にかけて流れている「吉野川・紀の川」であります．私は誰かから，葛城川や紀の川を「川」だと教わりました．ここには私の親の「恣意性」があります．世界中にはいろんな川があるなんてことを，その時は考えもしません．これが「蔽盲性」です．そして，同じような水たまりでも，海水浴に行った時に「これは川ではなく，海である」と教わり，琵琶湖を見にいった時も「これは川でも海でもなく，湖である」と教わります．これが「差異性」にあたります.

　中国の揚子江やアメリカのミシシッピの映像を見て「川」と言われても，私は驚くばかりで全くピンときません．ただし，私は「川」というコトバをなす記号と発音を共有することは比較的容易にできます．しかし，記号と発音から形作られるもの，例えば「川」―「kawa」に含まれる意味は，私が幼少の頃から目にして遊んだ「葛城川」や「紀の川」の体験が切り取られて含まれているが，揚子江やミシシッピは含まれていません.

　このように，コトバには「発音」「記号」「意味」があるという「あたりまえ」のような指摘により，特に「意味」には倣い教わるがゆえの「恣意性」「差異性」「蔽盲性」があるということが明らかにされました[2].

　コトバによるコミュニケーションをする際に，一人の人間がコトバを用いてもう一人の人間にコトバを伝えます．その時に伝わるのは「記号」や「発音」です．決して，「意味」を直接相手に届けることはできないのです.

では，どうやって私たちはコミュニケーションをしているのかというと，それはコミュニケーションをとっている2人の人間が用いているコトバの意味を共通了解しているからです．端的な例としては，英語を知っている人が，英語を知らない人に対して英語で話しても，意味が通じないことがあげられます．

　ここまで説明しても，まだ「あたりまえ」のことを言うなとおしかりをうけそうですが，2人の人間がコトバの「意味」を共通了解しているという条件がそんなに簡単なことではないということを，ここでは言いたいのです．

　私たちは，多くの場合，生まれてからしばらくするとコトバを話し始めます．実はコトバを習得する作業というのは，外の世界を切り取って（分節），コトバで名前を付けるということの繰り返しです．いきなり辞書や単語帳を使ってコトバを覚える人間はいません．人間は，自分の目や耳や手足や舌や鼻で感じ取った世界の一部に1つの名前を付けることで，そのコトバを覚えます．その時には同時に，頭の中にコトバどうしでつながり合った世界を作り直しています．

　コトバの意味は，自分という膜1枚で覆われた存在の周りの環境や出来事を自分自身の五感をもって認知した時に，その一部（分節）を切り取ることでできてきます．切り取り方は人それぞれで，決して辞書に書いてある意味通りではありません．この事実は，私たちがコトバを用いたコミュニケーションをとるにあたって極めて大切なことですが，コトバを用いるコミュニケーションは2者の間で共通了解したコトバを用いるという前提があるため，まさか私が話しているコトバと，相手が話しているコトバの発音も記号も同じなのに，含まれている意味が違うなんてことは考えも及ばないのです．

　そんなことを言いだしたら，だれとも話ができやしないということにはならないのは，コトバを覚える時には，すでにコトバを使っている人のまねをするからです．そして，同じ生命体・人間である以上，体験・認知することはある程度は似通っているので，1つのコトバに対して共通了解できる意味の領域が，一般的なコミュニケーションがとれる程度の幅広さをもっています．

　しかし，意思決定支援に関わる場合には，1つのコトバに含まれる意味が人によって違うということを忘れてはいけません．私たちは，患者さんやご家族の頭のなかにある「がん」「抗がん剤」「手術」「放射線療法」「生存期間」「心臓マッサージ」などのコトバたちに含まれる意味をどこまでとらえきれているでしょうか？

JCOPY 498-02292

## 構造構成主義をこの本の柱に据えた理由

ここまで構造構成主義について，説明のないままお話を進めてきました．冒頭で，構造構成主義について記述しておくべきだったかもしれません．しかし，そうしてしまうと，構造構成主義を語る本のような誤解を招くとともに，哲学的な議論を好まない方にとっては非常にとっつきにくくなることを恐れて，あえてこの章でお話しすることとしました．読者のなかには「構造構成主義が何なのかわからないので，よく理解できなかった」という感想を持たれるかもしれません．随所に，それが構造構成主義から導かれたものであっても，それとわからない形で記述している部分もあります．あくまでも文章をわかりやすく，読みやすくすることを常に念頭において書きましたが，話の順序をどうするかについては人それぞれの好みもあり，これが正解というのは決め難いので，お時間が許されるならば，再度通読されることをおすすめいたします．

構造構成主義とは，フッサール，ソシュール，丸山圭三郎，池田清彦らの方法論・思想を組み合わせて生まれたメタ理論であります．ここでフッサールから池田清彦に至る哲学の系譜を長々と語るわけにはいきませんので，この本で展開しております議論の重要なカギを握る「信念対立」が起こる仕組みの解明と，その回避を構造構成主義は目指しているということが，構造構成主義をこの本の柱に据えている理由であると述べておきます．

すなわち，私たち人間が信じているもの，すなわち「信念」とは，私たちの頭の中にある「コトバ」で表されます．「コトバ」が発音・記号・意味から作られているということはすでにお話ししました．私たちは，自分自身と他人が使っている同じ発音，同じ記号でできている「コトバ」の持つ意味は同じであると認識しています．けれども，実は，重なり合わない点があるのです．私たちの頭のなかでは言語による世界が形作られていて，それぞれが信じるものがあり，それを大切にして暮らしています．それだけに他人と言語によるコミュニケーションをとる時に，1つの「コトバ」に含まれる意味の違い，それらが集合してできあがっている「信念」の違いが衝突することになります．そこで，構造構成主義が，「私たちは同じ現象から，同じ意味を知覚しているのではない」という前提の下で，信念対立を解消して建設的議論を行うための「理路」として提起されたのです．

## 本質行動学について

　西條は，この構造構成主義という「理路」を実践で生かすための「原理」として「本質行動学」を提唱しました．

　「本質行動学」とは，本質に沿って望ましい状態を何とか実現していくための学問です．本質とはその事柄の重要なポイントのことを指しますが，本質をとらえる作業は，「構造構成主義」の中核原理である関心相関性に立ち戻る必要があります．関心相関性とは，ある人にとって，その人の存在や価値や意味，そして，その人の周りのあらゆるものに対して知覚される存在・意味・価値は，その人の持つ身体や欲望や関心によって決められるという原理です．抗がん剤が，がん治療を受けている患者さんにとっては，「今日も抗がん剤が打てるんですね．よかったです」ととらえる対象であるのに対して，抗がん剤を受けたことがなく，がんでない人にとっては毒でしかないという例をあげるとわかりやすいかもしれません．

　ここで，抗がん剤の本質をとらえる作業は，「だれにとっての抗がん剤の持つ意味や価値なのかを徹底的に考え抜き，これ以上言いあてることはできない」という次元まで納得できるものを生み出そうとすることになります．もちろん，その時に得られる判断材料にはエビデンスも含まれています．臨床試験や研究によって導かれる統計学的なエビデンスは，抗がん剤の本質を言いあてる作業のなかでは極めて重要な因子です．特に治癒が可能な患者さんにとっては，本質の大半を占めることは間違いないでしょう．しかし，それがすべての患者さんにとって，どんな時でも抗がん剤の本質を言いあてるものではないということになります．

　その本質に沿って行動すると，必ずうまくいくわけではありませんが，そこから外れると必ず失敗する，「本質を見誤る」ことにつながるということになります．具体的には，「抗がん剤は何のためにあるのか？」「抗がん剤を受ける意味は何か？」「その患者さんは何のために生きているのか？」という本質をとらえる試みを続けることで，患者さんにとって必要な時には抗がん剤投与をおすすめできて，不必要な場合には，ほかの提案もできるような柔軟な思考が可能になるのです．

## 構造構成主義における構造と志向相関性

　人間と人間がコミュニケーションをとるための有力な武器であるコトバは発音，記号，意味の要素からできていて，1つのコトバが含んでいる意味は，使う人間によって異なるということを説明しました．使い手によって意味が違うにもかかわら

JCOPY 498-02292

ずコミュニケーションがとれるのは，お互いの使っているコトバどうしに共通の意味が含まれているからです．言い換えれば，私たちはお互いに同じ意味を含んだコトバを使っていると信じてコミュニケーションをとっています．しかし，そう信じて疑わない姿勢が不毛な信念対立の原因になっていることに，多くの人は気が付いていません．

　私は，他人とコミュニケーションをとる時に，漠然とこのことに気付きつつありました．しかし，系統立てて説明することができずにいた時に出会ったのが構造構成主義でした．私は構造構成主義を体系化した西條剛央先生の下で学ぶようになってまだ3年の浅学であり，構造構成主義とはこうであると言い切れるほどの理解は進んでおりませんが，コトバを中心とする意思決定支援の本質をお話しするためには避けては通れない理路であると，私は考えております．その思いから，器量不足を承知で，構造構成主義をこの本の柱に据えさせていただきました．この本は哲学書ではありませんので，意思決定支援に必要な部分をできるだけわかりやすくお話しさせていただきたいので，哲学としての構造構成主義を語りつくせていない部分については，先にお示ししました西條剛央先生の「構造構成主義とは何か　次世代人間科学の原理」(2005年, 北大路書房)[2]をお読みいただくことをおすすめします．また，構造構成主義/本質行動学入門として第10章「意思決定支援，成功の秘訣」にも短くまとめさせていただいております(p.88)．全体を通して読んでいただくとある程度はご理解いただけると思います．

　さて，構造構成主義というコトバに出てくる構造とは，言葉と言葉の関係形式である狭義の構造と，現象の志向相関的な分節である広義の構造があるとされています．これでは少しわかりにくいので説明しますと，まず狭義の「構造」は，「理論」などの数学における公式や方程式のようなものとして定義されています．科学的な営みを行うにあたっては，「理論」「仮説」などという構造を関連づけていく作業が必要とされています．一方で，この本で中心にお話ししている「構造」とは広義のもので，関心相関的に立ち現れる「何か」を指すとされています．コトバが発音・記号・意味から形作られているうちの「意味」や「存在」にあたるものとされており，空の箱があり，そこに好きなものを詰め込んでできたようなものだと私はイメージしています（西條先生から「お前は何もわかっていない」とおしかりを受けそうですが…．とはいえ，私は職業哲学者ではありませんし，読者の多くも構造構成主義の何たるかを，西條先生やその周囲の人たちと同程度に理解しようと試みるべきではないと考えますので，話を前に進めていきます）．例えばわかりやすい例と

して，日本語の「頑張る」というコトバは，比較的何でも入れられる箱のような構造と言えます．「頑張る」というコトバの構造単体を説明することはとても難しいです．「頑張る」にはきちんとした意味はありません．事実，ある人が「頑張る」と言った時に，「何を？」「どんなふうに？」「どれくらい？」という疑問もあれば，「真剣に考えている？」「適当に言ってない？」「誰でも言えるよね」という批判も起こります．「無理しないほうがいいよ」「できることからしたほうがいいよ」「その言い方は嫌いだ」という反応も起こります．しかし，そう言って疑問や批判や否定的な反応をする側の聞き手も，「頑張る」という構造を完璧にとらえきることはできていません．よくわからないものだから，拒絶しているとも言えます．にもかかわらず，私たちは「頑張れ」「頑張ろう」「頑張ります」と気やすくこの構造を口にしますよね．

「頑張る」を使っている人は，「頑張る」という箱のなかにすでに何かを入れて考えているのかもしれません．意に反して，スカスカかもしれません．自分でもよくわかっていないけど，すでに何かが入っていることだってあるかもしれません．これから，何かを入れようと考えているのかもしれません．構造という箱のなかに，自分なりに世界にある好きなもの（これを「分節」と言います）を詰め込んでいくことで，その構造は自分なりの意味が構成されていくのだと，私は理解しています．

西條先生の下で私よりも以前から学んでおられて，「正解を目指さない!?　意思決定⇔支援　人生最終段階の話し合い」(2019年，南江堂)[30]という意思決定支援に関する本を書かれた阿部泰之先生は，「ナニコレ？　痛み×構造構成主義　痛みの原理と治療を哲学の力で解き明かす」(2016年，南江堂)[31]の中で，「痛み」という構造がどんなものから構成されているのかということを探ることで，慢性痛症に悩む患者さんと医療従事者に福音をもたらそうと試みられています．また，同じく構造構成主義から緩和ケアの本質について，岡本拓也先生が「わかりやすい構造構成理論　緩和ケアの本質を解く」(2012年，青海社)において示されておりますので，ご参考にしていただければと思います[32]．

さて，1つのコトバとは言え，それは「私」という一個人を包む外膜1枚の外側の世界，外部の環境，さらには自身の身体や精神も含むすべての「世界」のうちの一部を切り取ったものです．この切り取ったものを分節と言います．すべての世界からどの部分を，どの程度の範囲で切り取るのかは，「私」という個人によってそれぞれ異なります．構造という箱に何を詰め込むか，どんなふうに世界を切り取るの

JCOPY 498-02292

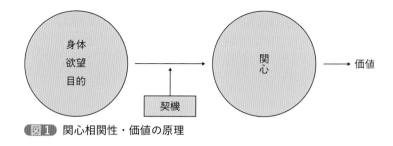

**図1** 関心相関性・価値の原理

かは，その人の欲望や関心，身体（の限界），目的からなる志向性により決められます．そうやってできた構造は初めて，存在，意味，価値を持つようになるのです　**図1**.

　これが，構造構成主義の中核原理である関心相関性とよばれるものです.

## 価値観コミュニケーション[30]

　意思決定支援において，この構造構成主義の中核原理である関心相関性が大切であります．関心相関性とは，前項でお話ししましたように人間はそれぞれに自分なりの価値を自身のなかに形作っているということです．意思決定の最も重要な原則が「自由意志の尊重」であるのであれば，その人の持つ自分なりの価値に近づこうとしなければ，その人の自由な意志が尊重されることはないと言えます．もっと簡単に言いますと，その人が何に価値を感じるかはその人特有のもので，その人が何を大切にしているかとそれらの優先順位は，100人いれば100通りあります．すべての人がその人なりの幸せを手に入れるためには，その人が大切にしているものを知ることから始めなければなりません．しかし，残念なことに，「私が大切にしているものを他人も大切にしているはずだ」という思い込みでコミュニケーションをとりがちであることは，これまでも繰り返しお話ししてきました．話している相手の価値観を探り，尊重しようとするコミュニケーション，「価値観コミュニケーション」[30]を心がけましょうということになります．

　さて，この価値観コミュニケーション[30]を成り立たせるためには，どうしたらいいのでしょうか？　初めて出会った人から，いきなり「あなたが大切にしているものは何ですか？」と質問されたら，びっくりしますよね．全く知らない人に道でこの質問をされたら，知らない宗教に勧誘されるのではないかと心配になってきます．知人であっても，唐突にこの質問をされて，思いのたけを語る人はまずいない

73

と思います．まず，「なぜ，こんな質問をするのだろうか？」「私はなぜ，こんな質問をされるのだろうか？」と疑問に思います．さらには答えるにしても，「こんなことを答えて，わかってもらえるだろうか」「恥ずかしい」「この人には言いたくない」など，ブレーキになるものはあげるときりがありません．

　人前で自分のなかにある価値観を言葉にして伝えるのはとても難しくて，おまけに気恥ずかしくて，たまらない気持ちになるものでしょう．それを気兼ねなく語っていただくためには，他者承認の姿勢が重要です．第4章でお話しした「肯定サンドイッチ」も，他者承認の姿勢の1つです（p.32）．他者承認の姿勢を持つことは，構造構成主義/本質行動学を学ぶ人々の場では，本質行動学によるマネジメントの原則とされています．自分はもちろんのこと，この世に生まれてきた人はすべて，その存在だけに価値があり，それを相互に承認する姿勢です．人間は，とかく役に立たなければ価値がないと考えがちです．物心がついた時から毎日のように「働かざる者，食うべからず」や「努力は報われる」や「自業自得」，「自己責任」などの言葉で，「人間は何をするかで価値が決まるのだ」と刷り込まれています．結果として，「ただ，そこに存在する」ことに価値を感じなくなっています．

　その反面で，人間は他人からの承認を受けたいと願っています．「他人からどんな反応をされても全く気にしない．私は自分自身で自分の存在価値を十分に認めていて，満足である」という方もおられるかもしれません（そのような人がいるとしたら，それはとても素晴らしいことです！）．しかし，ほとんどの人は他人からどう思われているかをとても気にするでしょう．そして，他人から承認されるとうれしく思うことでしょう．

　人間は自分自身が存在することにこそ価値があると，自分自身で認められることで安心できます．しかし，自分の存在価値を自分だけの力で納得できる人はなかなかいないと思います．

　もう少し詳しく説明します．多くの人は生まれてきてしばらく，すなわち赤ちゃんの頃は，そこにいるだけで親や周りの人々が承認をしてくれることでしょう．しかし，次第に親や周りの人から成長している証を求められるようになってきます．そこにいるだけでは不十分であり，何をするかを問われるようになってきます．やがて，自分自身でも，そこにいる（存在する）ことよりも，何らかの行為をすることが自分の価値であると考えるようになります．成長するに従い，周りにとって有益な行為をすることで承認が得られること自体はよいことのように思います．ただし，その考え方が極端になると，そこにいるだけでは価値がない，役に立たないも

JCOPY 498-02292

のはなくてもいいという考え方になって，だれもが安心してそこにいることができなくなります．その場所にいることだけで，自分自身でも，周囲からも（存在）価値を承認されていると感じられて安心できる場を，「安心安全の場」とよんでいます．「安心安全の場」はよく使われている言葉で言い換えると，心理的安全性が保証されている場所のことです．「安心安全の場」を作ることで，自分の関心事や価値観に基づいた意見を正直に話せるようになります．

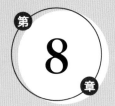

# 患者にとって「善」とは何か？
## 〜「プロセス」にとどまらない意思決定支援〜

### 第 8 章

> **本章のポイント**
>
> - 医療倫理の 4 原則のなかでも，意思決定支援の時に重視するのは患者さんの「善」である．
> - 正義と道徳は抑制的に行使するぐらいでちょうどいい．
> - 個人の「善」はその人自身だけで決めることは難しい．
> - 人間には 3 つの「責務」がある．

　ここまで医療行為の意思決定支援において，主に医療従事者側が患者さん側とコミュニケーションをとる際に気を付けることや工夫，そして構造構成主義的に導かれる根本原理について説明してまいりました．この章では，意思決定支援の「内容」の話をさせていただきます．よく意思決定支援はプロセスであるので，意思決定の答えよりも話し合う過程を大切にすべきであるという表現をみかけることがあります．平成 30 年に改訂された「人生の最終段階における医療の決定プロセスに関するガイドライン」[33]においても，プロセス重視が強調されています．

　たしかに，これまで話を進めてきた話し合いのプロセスに関する原則は極めて大切なものであるので，ぜひ実践していただきたいのですが，医療従事者が患者さんに提供する医療行為の意思決定支援においては，いつかは答えを出さなければなりません．患者さんの意思を決定するにあたっては，プロセスのみならず，最終的な意思にも倫理的な配慮が必要です．この倫理的な配慮については，みなさまがよくご存じのように医療倫理の 4 原則というものがあります．医療倫理の 4 原則は，よく考えられている原則だと思います．しかし，使われているコトバが抽象的であり，人それぞれの解釈次第となる可能性があります．ここでは，倫理的な配慮の根拠となる「医療倫理の 4 原則」や用語の意味をていねいにお話ししていきたいと思います．

## 医療倫理の4原則

医療従事者の方は，「医療倫理の4原則」**表1** という言葉を耳にされたことが一度はあるでしょう．

**表1** 医療倫理の4原則

自律尊重（respect for autonomy）
無危害（non-maleficence）
善行（beneficence）
正義（justice）

1つ目の「自律尊重の原則」，この本のテーマである意思決定支援においても最も重視される原則になります．この本の序盤でお話ししました30年ほど前から実践されているパターナリズムの医療から，インフォームド・コンセントによる医療への大変革は，「自分のことは自分で決める」という，この「自律尊重の原則」が大前提になっています．すなわち，医療倫理の4原則のなかでは最も重要とされる原則になります．しかし，自分で決めたことであれば，いかなる医療行為でも是認されるのかというと，そうではありません．そのために意思決定においては，4つの原則のバランスが保たれる必要があります．そして，構造構成主義の哲学的な目標である信念対立の解消（第10章「意思決定支援，成功の秘訣」参照，p.88）とそこから導かれた方法理念こそが，「自律」を尊重しつつも全体のバランスを保って，一人ひとりの患者さんやそれを支える家族や医療従事者にとって，最善の意思決定を可能にすると考えております．

次に，例えば患者さんが選んだ医療行為が明らかに患者さんの心身に危害を及ぼすようなものであれば，たとえ患者さんがそれを強く望んだとしても，医療従事者としてその医療行為を実施してはいけないでしょう．これが「無危害の原則」になります．

無危害とは反対に，医療従事者は患者さん自身の利益を常に考えて医療行為を行う必要があります．医療従事者自身がやりたいことがあるあまりに，表面上は患者さんのためと言いつつ，実は患者さんの望んでいないことや結果的に患者さんのためにならない医療行為をしてはいけません．これが「善行の原則」になります．

最後に，「正義の原則」があります．1つの例としては，患者さんが望んでいて，しかも患者さんにとって無危害で，患者さんのためになると考えられることでも，

限られた医療資源が一人の患者さんに対して不当なほどに集中することは正義に反するという考え方です．ご存じのように，日本の医療は国民皆保険制度の下で，すべての国民に同程度の医療が平等に提供されるような仕組みになっています．医療費の一部は受益者である患者さんが負担をしますが，多くを保険料と税金で負担する代わりに，患者さんは受けることのできる医療の範囲に制約があります．ただし，諸外国に比較しますと受けられる医療行為の範囲は広いので，日本国民のほとんどの方は医療を受けるにあたって望んだ医療行為を受けられるので，特別な事情がない限り，「正義」や「平等」について深く考えることはないでしょう．

## 「正義」とは？

　私は，医療倫理の4原則について聞いた時に，「正義」とは何かという問いを持ちました．実は，物心ついた時から「正しい」って何なのかということを常に考えていました．なので正義について深く考えようと思い，哲学書を読むようになりました．

　この本の冒頭でもお話ししましたが，初めて読んだ哲学書はジョン＝ロールズの「公正としての正義　再説」[29]でした．ここでは，正義の二原理というものがあります．その1つ目は，すべての人が，平等な基本的自由を保障されている社会を求める権利を等しく持っているという原則です（自由原理）．2つ目は格差原理と言い，機会が均等であることと，その社会で最も不利となる人々にとってもまだマシな状態が約束されることが，不平等を認められる条件であるという原則です（格差原理）．

　正義については，ノージックという哲学者が唱えた自由主義を基本としたもの[34]も有名ですが，日本の国民皆保険制度の下で正義について考える時には，ロールズが説いたリベラリズムを基本とした正義が採用されていると考えてよいでしょう．

　日本の医療制度は，ロールズの「分配的正義」から説明がつきます．日常的な疾患に対する医療費の負担は，多くの方が1〜3割の医療費を負担されていることでしょう．高度な医療を受けた場合には高額療養費制度があり，収入に応じて月額の上限が決められています．収入の多い方と少ない方では，同じ医療を受けても支払う額が違います．また，病気になっていない時から支払っている医療保険料も，収入によって支払う額が違います．すべての人が同じ医療を同じ価格で受けられるわけではないという点では不平等という言い方ができるかもしれませんが，ロールズの正義の考え方では，収入にかかわらずすべての人が必要な時に，必要な分の同質の医療を受けられることが保証されている社会であることが前提になっているから

JCOPY 498-02292

こそ，人によって収入に差があることが許されているのであると言えるのです．

## 正義と道徳が強すぎる

ロールズはまた，「善（利益）」に対して「正義」が優先されるとも語っています．ただし，このことはロールズだけが言っているわけでなく，日常から私たちは「正義」というものが，「善」という個人の幸福よりも優先されるという考え方をいくらか持っているでしょう．

極端な自由主義の下では，個人個人が自分のことだけを考えて行動し，自分の利益を追求しさえしていれば，結果的に社会の富が最大化すると考えますが，それでは社会的弱者が生まれてしまい，強い人と弱い人との間の格差がどんどんと広がっていくことになります．

とくに日本で暮らしている人々の多くは，極端に格差が拡くのをよくないと考えています．なかには，お金を稼ぐこと自体をよくないことと考える人もいます．「清貧」という言葉が表すように，貧しい人こそが美しいという別の偏った考えに陥っている人すらいます．例えばボランティア活動と言うと，お金をもらわないで社会や困っている人のために活動することで尊敬されます．しかし，同じような活動をしている人が実はお金をもらっていると聞いただけで，その活動が尊敬に値しないと判断してしまいます．これは，「お金を稼ぐことは正義に反する」という，とても偏った正義だと感じます．冷静に考えれば，正しい行いをするにも，経費やその人の生活の基盤が必要なのですから，それらを持続的に支えられるような利益はあったほうがいいのです．

また，人が行動をする時のインセンティブ（動機づけ）は，お金だけではありません．その人に対する好意，社会のために役立ちたいと思う気持や経験を積んで技術を磨きたい欲求などもあります．そのようなインセンティブがなくとも，純粋にその行為をしたいと考えている場合もあるでしょう．例えば，スポーツやゲームなどは，インセンティブがなくてもする人はたくさんいますよね．

本来は，すべての人が自分自身の関心，欲望などの志向性に基づいて行為をしていれば，幸福に近づけるはずです．幸福を実現する手段の1つとして，お金を稼ぐことも含まれていると考えていいでしょう．

そして人間がたくさんいると，関心や欲望による行為の衝突が起こります．衝突を和らげる，あるいは未然に防ぐためには，正義や道徳あるいは法律が必要となります．このように，出現する順番から考えると，善の後に正義や道徳が必要とされ

てくるのです.

　さて, 法律は守らないと警察のお世話になりますが, 正義や道徳は守らなくても警察に捕まることはありません. ゆえに, 正義や道徳を守ろうとする人もいる一方で, 気にしなくても特に困ることがないどころか, 得をしているような人もいるので不公平が生まれます. また, 正義や道徳を決める人たちは, 自分たちの志向性(関心や欲望)に都合がいいように正義や道徳を決めるので, 別の志向性をもつ人々からすると納得がいかないこともあるでしょう.

　最後に, 正義や道徳について, 意識しておかないと忘れそうになることをお話ししておきます. 前述のように, 正義や道徳は人によって違う場合があります. なぜなら, 時に人間は自分の都合にあった正義や道徳をどこからか持ち出してきて, 他人の行動を制限しようと試みるからです. そして, 正義や道徳が人によって異なることを忘れて, 自分の持ち出した正義や道徳を絶対視して, 他人を従わせようとします. 暴力やお金を使って人の行動を変化させることと, 正義や道徳を使って人を動かそうとすることは, その動機が自分の都合から来ているのなら, 変わりがありません.

　他人に対して正義や道徳を語る時には, その源泉が自己都合だけではない(ただし, 完全に自己都合を排除することは不可能です)ということと, 適度さを考慮して行使することをおすすめいたします. 自己都合をできるだけ取り除き, 適度さを担保するためには, さまざまな立場の多様な意見を持つ人々と話し合いを持つことが大切です.

## 「善」とは?

　医療倫理の4原則において,「善」とは「利益」とも置き換えられています.「善」というコトバを使うと, 共通了解を得られるコトバではないため, 受け取る側の医療従事者に混乱が生じるのでしょう. おそらくほとんどの人は「利益」と表現されたほうがピンとくることでしょう. 善行を心がけましょうと促されるよりも, 患者さんの利益を優先しましょうと話しかけられるほうがわかりやすいと思いませんか? しかし,「利益」と言ってしまうと, 前項であげたお金の問題などに代表されるように, 少しドライなニュアンスを感じ取る人もおられるかもしれません. ここでは「善」というものについて, 少しだけ考えてみたいと思います.「善」もまた, これまでたくさんの哲学者が挑んできた問題の1つです.「善」には大きく,「公共善」と「個人善」があります. ここでは, 患者さんの意思決定支援についてお話し

JCOPY 498-02292

するので，あくまでも個人の「善」について焦点があてられていると考えてください．素朴に「（個人）善とは患者さんにとってよいことである」と言ってしまうほうがわかりやすく，「公共善」とは「社会にとって役立つこと」と言い換えることができます．そうなると，患者さんのなかには自分自身のことはさておき，社会に役立つことを望む（利他的な）方もおられます．特に終末期にある患者さんのなかには，より利他的な傾向が強くなる方もおられるでしょう．個人の善は，その個人の価値観や関心，欲望，そしてその人がおかれている環境や自身の身体の制約によって決まってくる（関心相関性）ことになり，それを他人である医療従事者が医学的な視点だけで推し量ることは難しいと言えます．

## 「善」は自分一人で決められるのだろうか？

　前項を読まれた読者は，患者さん個人にとっての善は，患者さん自身にしか決めることができないという印象を持ったことでしょう．自律尊重の原則においても患者さんの価値観に耳を傾けることが原則であり，特に矛盾しません．しかし，ここまで読んでいただいた読者は，患者さんの考えだけで，患者さんの善につながるのかという疑問を持たれていることでしょう．第2章で触れましたように，患者さんの認知や判断には行動経済学で明らかにされているようなバイアス（偏り）があります（p.6）．また，人間は誰もが人生の物語全体を自分自身の目で俯瞰することはできないため，人生の山場や分岐点がどこにあり，どうすることが正解なのかを導き出すことが困難であるともお話ししました．そして，構造構成主義の視点から，患者さんはその関心，欲望，身体や環境の制約に従って意思決定をせざるをえません．別の言い方をすると，患者さんは自分のなかにない価値観や叡智を使って意思決定することができません．なぜなら，周囲の人々から自分が認知している価値観や叡智とは異なるものを提示されても違和感を持ち，素直に受け入れることは容易ではないからです（構造構成主義/本質行動学については，第10章「意思決定支援，成功の秘訣」をご参照願います，p.88）．

　より素朴な言い方をしても，患者さんの言う通りにしていれば万事 OK としてしまっては，日々の診療が成立していないことを医療従事者はよく知っているはずです．そもそも，意思決定を支援しましょうという目論見がある主な理由は，患者さん一人では，患者さん自身にとってよりよい選択をすることが難しいからです．ここまで語ってきたように，それは単に医療行為自体が複雑で理解困難であるという理由だけによるものではありません．

## 目指すのは「最大多数の最大幸福」なのか？

　この30年ほど医療従事者が意思決定のよりどころにしているエビデンスというものが，多くの患者さんにご協力いただいた臨床試験の統計学的な解析の結果であり，平均値や中央値の比較であるという話をしました．回復する見込みの高いほとんどの患者さんに対しては，エビデンスに基づいた医療をおすすめすることで問題ないのですが，病気とうまく付き合いながら，自分の価値観に基づいた意思決定をしたい患者さんにとっては，エビデンスに基づいた医療が最適とは言えません．エビデンスに基づいた医療とは，「最大多数の最大幸福」を目指した医療と言い換えることもできます．「最大多数の最大幸福」とは，ベンサムという哲学者が提唱した功利主義の考え方を端的に表した言葉です．社会や集団の中の最も多くの人々が，最も利益を得られるような仕組みこそが望ましいという考え方です．エビデンスに基づいた医療は統計学による集団同士の平均値や中央値の比較という手法をとっている以上，功利主義の範疇から抜け出すことはできません．この功利主義に異を唱えた哲学者のうちの一人が，前述したロールズであります．ロールズの正義論において，すべての人々が機会均等に自由競争に参加する社会で格差が認められる条件について，すでにお話ししております（自由原理・格差原理と分配的正義）．この条件の基になっているのが「マキシミン・ルール」とよばれるもので，社会のなかで最もつらい思いをする人々にとって最も幸福な仕組みを考えましょうという原則です．「マキシミン・ルール」は，ただ単に競争に敗れた社会的弱者を救済しましょうという考えではなく，想定されるさまざまな社会体系の選択肢のなかで，最も冷遇されてしまう人々にとってまだ許されるだろう社会体系を選択しましょうという考え方です．「マキシミン・ルール」に基づくと，功利主義も共産主義もともに社会的弱者にとってはあまり好ましくない社会体系であると結論づけられます．

　もし構造構成主義的な社会体系というものがあるとすれば（現状ではできあがったものはありません），多様な価値観を認め合い，その人なりの関心あること，得意なことに取り組んでいくことで，個人も社会全体も幸福に向かっていくものと私は思っています[32,35]．

　がん患者さんの意思決定支援において軸に据えてほしい哲学は，エビデンスによる功利主義や，患者さんの決めたことだけを重んじる自由主義ではなく，患者さん個人の価値観，物語に沿った哲学であると考えています．

JCOPY 498-02292

## 人間が抱える「責務」

　意思決定を考える時に，もう1つの大きな問題を避けては通れません．それは，「責任」「責務」とよばれるものです．ここでは，ひとくくりに「責務」という言葉でお話をさせていただきます．「責任」と言ってしまうと，「責任を感じる」「責任を持つ」「責任をとる」の3つの意味を包含してしまいます．特に3つ目の「責任をとる」というニュアンスを読者が感じ取られてしまうと，この後の記述が腹落ちしない危険性があるので，「責務」という言葉遣いをさせていただきます．

　またもや哲学者の名前をだして申し訳ないのですが，米国の哲学者マイケル＝サンデルが人間の持つ「責務」について，3つに分類しています[36]．一1つ目は「自然発生的な責務」であり，「人を殺さない」など，誰とも約束はしていないが，当然そうあるべきという「責務」です．2つ目は，「他者との間で約束をした責務」です．医療従事者がインフォームド・コンセントを用いて同意書に署名をしてもらおうとしているのは，この責務にあたります．最後に3つ目は，「連帯の責務」と呼ばれるものです．例えば，国家が紛争地にいる自国民を救出しようとする場合の「責務」がこれにあたるとサンデルは説明しています．これは，がん患者さんの家族が背負っているものと言えます．

　医療従事者は，がん患者さんの意思決定支援をするにあたって，心のなかでは患者さんの利益を追求すべきであるという自然発生的な「責務」をモチベーションにしているものの，現状の医療を取り巻く環境から2つ目の「責務」に軸足を移動させざるをえません．より具体的に言えば，インフォームド・コンセントによる同意書への署名という契約をとることにゴールを持っていきがちになります．

　しかし，患者さんの家族が持っている「責務」は，医療従事者のもつ2つの「責務」とは異なる3つ目の「連帯の責務」であることを，私たちは見逃しています．このことに気が付いてないばかりに，十分な時間をとって話し合った患者さんとの約束を突如として現れた家族に覆されるという経験をすることがあります．例えば，心肺停止がさし迫った時の心肺蘇生の希望を家族に質問した場合，家族はまず，「家族というものは，たとえ少しでも長生きしてほしいと考えるものである」という「連帯の責務」を感じていることでしょう．意思決定支援をするにあたっては，家族が家族ゆえに抱えている「連帯の責務」の存在に目を向けて「連帯の責務」を負っている家族をねぎらい，共感の姿勢を示したうえで，ともに患者さんにとってよりよい意思決定を目指していくことが大切でしょう．

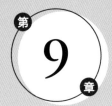

# 意思決定能力

### 第 9 章

> **本章のポイント**
> - 精神科での診断，年齢，教育歴などによって患者にレッテル貼りをしてはいけない．
> - 意思決定能力の有無は，個別の問題，時々の状況によって柔軟に判断する．
> - 理解できるように説明するという意味での「合理的配慮」は，意思決定支援において常に心がけるべきこと．

　前章までの随所で，患者さんが一人で意思決定をするのは難しいことだとお話ししてきました．しかし，ここまででその対象として想定していたのは，一般的な意味では意思決定能力があるとされる方々です．本章では，とは言え，そもそもの意思決定能力が乏しい場合はどうなの？　というお話をさせていただきます．

## 意思決定能力の判定

　患者さんの意思決定能力を判定する場合に，認知症，学習障害，知的障害，人格障害などの精神科でつけられる診断名によって先入観を持つことは禁物です．

　医療従事者が患者さんを病名で分類することを診断と呼びますが，コトバである病名は目の前に立ち上る現象，すなわち世界の一部を切り取った分節にすぎませんので，目の前の患者さんのすべてを過不足なくとらえきったものではありません．このような構造構成主義的な説明をせずとも，例えば「認知症」とされる患者さんであっても，朝ご飯を食べたことを覚えている人もいれば，そうでない人もいます．「今日の晩御飯は何にしますか？」という質問には明確に答えられるけど，「今度の市長選には誰に投票しますか？」という質問には答えられないということは，認知症の有無にかかわらずありますよね？

　一人の患者さんの意思決定能力を判断する時に注意すべきことは，以下の点になります．その患者さんが担当医の説明を聞いて，それを自分の言葉で説明できる，自分の大切にしていることを話すことができる，そして担当医のおススメしている

医療行為や，自分が受けようとしている医療行為のいいところと悪いところを自分なりに説明できるなどです．また，言葉を用いることができずとも，ほかの方法で意思表示ができるとしたら，意思決定能力があるとみなしてもいい場合があります[30]．

　まずは，患者さんに貼られている病名や年齢，教育歴などのレッテルに惑わされずに，これらの質問に答えられるかをみてみてください．

　また，個人の意思決定能力は絶対的評価ではありません．意思決定を迫られている問題の難易度に応じて，意思決定能力のありなしは判定が変わることになります．「家に帰りたい」という意思決定と，「がんの摘出術を受ける」という意思決定では，理解して考える内容の難易度が全く異なりますので，同じ一人の人でも前者に関しては意思決定能力があるが，後者に関しては乏しいという判断になりえます．

　たとえ医療従事者の意にそぐわない結論を導き出しているような患者さんであっても，上にあげた3つの点が自分なりの言葉を使ってできている人ならば意思決定能力があると判定するのが，現時点での意思決定能力の概念であると認識しておいてください[30]．

## 合理的配慮

　合理的配慮という言葉をご存じでしょうか？　合理的配慮は，障害者差別解消法（平成28年施行）と，改正障害者雇用促進法（平成30年）によって事業者に対して義務づけられました．2つの法律の下で，合理的配慮とは障害のある人が障害のない人と平等に人権を享受し，行使できるように，一人一人の特徴（障害特性）や場面に応じて発生する障害や困難さを取り除くように配慮することと定義されています．

　意思決定能力が乏しいと判断された方に対しても，まず，この合理的配慮が必要になってきます．わざわざ合理的配慮という言葉を持ち出さなくても，わかりやすい言葉で説明をすることや，言葉で伝わりにくい方には図解やイラスト，動画などを用いて説明する，より具体的な事例を紹介するということを普段から実践されていることだと思います．

　意思決定能力がない，あるいは乏しいと判断される方だからと言って，本人が理解できるように，本人が意思表示できるように配慮しないままに，家族や医療従事者の判断で医療行為の選択を行ってはならないということです．

　前項で例にあげたような「家に帰りたい」という意思表示は可能だが，「手術を受

ける」意思決定は難しいという患者さんの場合，「手術を受ける」ことの長所と短所を，いかに本人がイメージしやすいような「家で過ごす」という次元の言葉による説明に落とし込むかが合理的配慮ということになります．反対の言い方をすると，よくあるインフォームド・コンセントの悪例として，合併症の名前と確率だけを羅列するような説明（「インフォームド・チョイス」）は，多くの患者さんにとって合理的配慮に欠けるものであることは間違いありません．

　この本の序盤でお話しした意思決定支援の基本となるリバタリアン・パターナリズムの必要性を語る場合においても，「合理的配慮」の考え方は重要と考えます．目に見える障害を抱えている人に限った話ではありません．すべての患者さんにとって，その時点での意思決定を必要とされる内容に応じて，意思決定能力は変化するものであるととらえたほうがいいでしょう．言うなれば，その時，その対象に対する患者さんの意思決定能力に応じた合理的配慮を行いましょうという考え方が，リバタリアン・パターナリズムの本質であると言えます．

### Column 意思決定のタイミングがない?!

　意思決定支援の方法や能力の問題とともに，近年問題となってきているのが意思決定支援，特に advance care planning（ACP）のタイミングがなくなってきていることです．これまでのがん治療は，ガイドラインやエビデンスで明らかにされている手術・放射線・抗がん剤を行い，効果がなくなれば緩和ケアセッティングの話をするという流れであり，PEACE や SHARE や SICP などのコミュニケーション研修会もその流れを踏まえて行われています．

　しかし，近年，患者さんの体にできたがんの遺伝子や，患者さん自身の遺伝子を検査した結果に基づいて治療方針を決定するというコンパニオン診断や，がん遺伝子パネル検査が導入されるようになりました．また，血管新生阻害剤や免疫チェックポイント阻害剤というお薬も使えるようになり，生命予後が短いと想定される患者さんに対しても積極的ながん治療を行うようになってきています．かつては現実離れした「論理的可能性」の選択肢にすぎなかった終末期おけるがん治療が，「実現可能性」のある選択肢としてあげられるようになってきました．とは言え，がん遺伝子パネル検

JCOPY 498-02292

査は検査の提出から結果の説明までに 2 カ月程度を要するため，その間，積極的治療の選択肢があるかもしれないという「論理的可能性」が目の前にぶら下がった状態になります．また，がん遺伝子パネル検査の結果から治療に結びつくのはおよそ10％であり，その多くは参加条件の厳しい治験や臨床試験として提示されます．

　現状は，これらの新規治療への過渡期とも言えます．がん患者さんの意思決定支援に関わる側も，これまでのような緩和ケアセッティングをしたうえでの ACP というプロセスにこだわらず積極的治療をしつつ，緩和ケアや ACP を同時に進めていくような意思決定支援をしていく必要があると考えています．

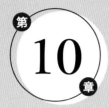

# 意思決定支援，成功の秘訣

### 第 10 章

> **本章のポイント**
> - 「成功を目指す」のではなく，「成功に近づく努力を続ける」ことが成功につながる.
> - まずは，この本に書いてあることのうち，自分一人でもできることからすぐに始めてみよう!

　最後に，この本のタイトルである「意思決定支援，成功の秘訣」としてまとめたいのですが，その前に，これまでにお話ししたたくさんの内容を盛り込んだ形で意思決定支援というものの本質をまとめあげるためには，「成功」というコトバの持つ意味や，構造構成主義（本質行動学）にあるいくつかの原理についてお話ししておく必要があります.

## 「成功」とは何か?

　この本のタイトルは「意思決定支援，成功の秘訣」ですが，自分でもよくもまぁ，「成功の秘訣」などというタイトルをつけたものだと思っています. そもそも「成功」って何なのでしょうか?

　私はがん治療医として，がん患者さんの手術をすることが多いのですが，手術後に，ご家族に「成功ですか?」と質問されることがあります. そんな時，私は必ずと言っていいほど困った表情になっています. なぜなら，手術は当初の予定通りに大きなトラブルなく終わったとは言えます. しかし，それが「成功」と言っていいほどの判断かどうかについて，現時点ではできませんというのが本音だからです. もちろん，私は最善を尽くしています. しかし，私にとって手術が成功したかどうかは，術後経過のみならず，後の患者さんの人生がどうなったかにかかっており，手術操作が首尾よくいったということは「成功」を構成する1つの因子でしかありません. ご家族としては，テレビの医療ドラマのなかで出てくるようなスーパードクターが完璧な手術をして，大成功でしたというストーリーをイメージされている

ようですが，現実の臨床はさまざまな要素が絡み合うことで「成功」という状況を編み出しているものなのです.

　意思決定支援という行為は，一個人が行う一通りの行為ではなく，多くの人がそれぞれの持つ価値観や英知や技を持ち寄って行うもので，時には思い通りにならずに，その悔しさや悲しみを互いに分かち合って和らげるというレジリエンス（回復力）を含んだ行為です. 何をもって成功と名付けられるかは，より複雑になります. そうでなくても，ある行為の成功とは，行為の成果だけを指して言うのか，行為に至る意図や計画なのか，成果はともかく行為のパフォーマンスの精度を指しているかは行為の内容によって変わってきます.

　例えば，武道の試合をした人がいます. その人は毎日休まずに，だれよりも鍛錬し試合に臨んだとします. この場合，試合の内容にかかわらず，武道に真摯に取り組めた自分の存在を肯定することができているとしたら，「成功」と言えるのではないでしょうか？　次に，同じ人が，試合でも実力をいかんなく発揮できたとします. そして，武道で培った礼儀作法についても試合中にきちんとできたとしたら，試合の勝敗にかかわらず，それは「成功」と呼べるものでしょう. さらに同じ人が試合に勝ったとすると，これも「成功」です. このように行為には意図・計画，実践，結果の3つの要素があり，そのいずれの部分の成否をもって1つの行為の善悪を判断するかは，どのような行為においても同じではありません[37]. 平成30年に定められた「人生の最終段階における医療決定プロセスに関するガイドライン」（改訂平成30年3月，厚生労働省）[33]に基づくと，意思決定支援に「成功」というものがあるとすれば，結果ではなく，意図・計画と実践からなるプロセスの繰り返しのなかにあるということになります. しかし，患者さんにとって一度きりの人生で，おそらくは死を迎えるまでの一通りの道のりなので，プロセスさえよければ結果はどうでもいいということを私は言いたくありません. おそらく，がん患者さんの意思決定に関わる人たちなら，同じような思いを抱えておられることでしょう.

## 戦略的ニヒリズム

　ここまで読んでいただくと，みなさんががん患者さんの意思決定支援に関わり，その患者さんが導き出した結論に患者さん自身やご家族，そして医療従事者の全員が心から納得することが「成功」であると考え始められているかもしれません. しかし，そのような完璧主義が，意思決定支援において大きな問題をもたらすことになります. 特に終末期に近いがん患者さんやご家族の心からの納得を得ることは難

しいことでしょう．私たちは誰一人として，他人の心を手に取るように把握することはできません．自分の目で他人の顔を見ることはできますが，自分の顔を直に見ることはできないのと反対に，自分の気持ちは自分でわかりますが，他人の気持ちはわかりません．他人が心から納得しているかどうかなど，わかりようもありません．また，死に直面している患者さん自身が，患者さん自身がおかれている現状を心から納得して受け入れるという，いわゆる悟りの境地のような状態になれるかというと，相当な修行をしたような心の持ち主でない限りありえないのではないでしょうか？　患者さんが心から納得して意思決定をするという完璧を目指すあまりに，無理やりに患者さんの気持ちを「心から納得している」モードに持っていこうとすると，他人の気持ちにマウンティングしようという試みにつながってしまうのです．患者さんは他人からマウンティングされていると感じると，当然，反発心が生まれます．こうなると不毛な信念対立が起こります．支援している側も「よかれと思って言っているのに，どうしてわかってくれないんだ」という気持ちになり，怒りや落胆が生まれることになります．

　もちろん，患者さんが心から納得されているほうが理想的ですが，人生そんなに簡単ではありません．他人の心を変化させることはできないものなのです．一旦，その完璧な目標（「他人の心を変える」）を捨て去ることから始めるのが「戦略的ニヒリズム」になります．構造構成主義では，その哲学的な営みを実現する方法として，自分の立場を絶対視せずに謙虚で建設的な態度を重視するとともに，絶対視されるような「真実」の追究はあえて放棄する「戦略的ニヒリズム」の姿勢をとることで，より建設的な方向に向かうことを目指します．

　単なるニヒリズム（虚無主義）とは，どうせ無駄だから何もしなくてもいいじゃないということですが，「戦略的ニヒリズム」とは，完璧が理想であるが，現実に完璧はないので，今できることを真摯に続けることで理想に近づけることができればよしとしましょうという姿勢なのです．

　完璧という理想を持ち，そこに向けて努力を続けるという姿勢は，環境や身体に恵まれた場合には好ましいものと言えます．しかし，病に苦しんでいる状況下では，残念ながら努力だけでは思うままにならないのです．それでも自分のおかれている現実には欠けているところなどないのだと受け入れて，目の前にあることだけに集中して真摯に取り組む姿勢で臨めば，少しずつであっても理想とされる状態に近づくこともできるという「戦略的ニヒリズム」の哲学のほうが，がん患者の意思決定支援においては好ましいのではないかと私は考えています．

JCOPY 498-02292

## 方法の原理

　西條が提唱した構造構成主義（本質行動学）の中心原理に，「方法の原理」があります．方法の原理とは，「目的と状況によって方法は変わる」というものです．この一見，シンプルで「あたりまえ」のような言葉ですが，ほとんどの人が実際の臨床において忘れがちな原理です．この原理についても前もって説明をしておくべきでしたが，本全体が教科書的になりすぎては読みづらいと考えて後で種明かしをする形をとっております．読み返していただけば，この本の序盤から「方法の原理」を意識して書かれていることに気付いてもらえるでしょう．

　医療行為に関する意思決定支援において，その目的を設定するとしたら，まずは自律尊重の原則から患者さんのもつ価値観に尋ねてみるしかありません．医療行為の目的を決めるのは，一人一人の患者さんです．

　患者さんによっては，「1日でも長生きしたい」という医療従事者と同じ目的を持っている人もいれば，「長生きよりも家で家族と過ごしたい」と考える人，「もう一度，旅行がしたい」と望んでいる人がいることでしょう．さらには患者さんのおかれている状況，例えば身体的な状況（病状），経済的な状況，社会的な状況（仕事や家族構成，住居）などが違えば，患者さんの示した目的に近づける方法は変わってくるのです．医師が患者さんに対して行う医療の内容を決める時にエビデンスやガイドラインに従うだけでは，目的は長生きに固定され，方法も固定されます．そして，患者さんそれぞれの事情は，治療のリスク因子として片付けられてしまいます．

　この本でおすすめする意思決定支援は，方法の原理に基づき患者さん個人が持つ価値観（目的）と，患者さんの抱える諸事情（状況）により導かれるものであります．

## 手段・方法の自己目的化

　方法の原理における方法と目的の関係からわかるもう1つのことは，大切なのは目的を決めて達成することであって，方法はあくまでも目的にたどりつくための手段にすぎないことです．プロセス重視という考え方は，途中経過である方法の完成度に目を向けがちになってしまいますが，目的の達成はどうでもよいという意味ではないはずです．たしかに結果ばかりに目を向けると，「戦略的ニヒリズム」の項でお話ししたように結果が出ないことに対する徒労感が強くなってしまうので，プロセスを重視しましょうという表現になってしまいます．しかし，それはあくまでも

結果を戦略的に放棄することで，よい結果に近づくという目的があるからなのです．

　このように，あくまでも戦略的に完璧な理想を放棄しているのだという意識がないと，往々にして手段自体を自己目的化してしまいます．このことがすべて悪であるというわけではありません．例えば，体重を減らすために筋力トレーニングを始めた人が筋力トレーニングにはまってしまうことや，いい企業に就職したいからいい大学に入ろうと考えて，勉強をし始めたら勉強が楽しくなってくるなど，当初の目的がなくても手段自体を実行することに快楽を感じ始めるという傾向がすべて悪いわけではないのです．今あげた筋力トレーニングも勉強も続けることで，結果的に筋力や学力が身につきます．

　一方で，当初の目的がどこかへ消えてしまうような場合もあるのです．医学の技術や叡智を深めるために医学会を設立し，有志が集まって学び始めたが，気が付くと，立派な学会を開催し，よりたくさんの人を集め，企業からの寄付金を増やすことに思いが持っていかれてしまって，設立当初の理念をすっかり忘れてしまっているとなると，これは「手段・方法の自己目的化」として非難に値することでしょう．前述しましたが，私ががん患者さんと会話をしていて引っかかりを感じるのは，「今日も抗がん剤が打てて，うれしいです」という言葉です．抗がん剤はあくまでもがん治療の手段です．そして，がん治療は患者さんの健康を回復するための手段です．それが，いつのまにか患者さんは手段が目的化しています．実は，この時，担当医も同じ考えになってしまっています．

　ここまで論じた「戦略的ニヒリズム」，「方法の原理」，そして「方法の自己目的化を避ける」ことは，構造構成主義／本質行動学における方法概念とされるものであります．

　私は意思決定支援において，構造構成主義／本質行動学の理路に基づいてそれらの方法概念を臨床で実践していくなかで，次の項からあげていく考えに至りました．

## みんなちがって，みんないい

　戦後教育のなかで私たちが叩き込まれてきた平等主義も，意思決定支援をするにあたって悪影響を及ぼしているかもしれません．日本では，すべての人が同じ質の医療を受けられることを保証しています．ロールズの正義論に基づくと，すべての人が同じ質の医療を求める権利があるだけで，受けさせなければならないということではありません．「分配的正義」とは「分配しなければならない」という結果的な平等を担保しているのではなく，その人に必要で，その人が求めるのであれば，請

求権は保証されているということになります.

　患者さんと医療従事者の間で誤解が生じやすい点は, この「分配的正義」の解釈において「必要性」と「欲求」の区別があいまいになっているところです.

　簡単に言うと, こちらから, 「必要なときは言ってくださいね」と言うと, 「欲しがれば, 欲しがるだけもらえる」という解釈になる人がいます. そうなると, このカオス（混沌）状態を避けるために, 平等に分ければ問題ないですよねということになってしまいます.

　平等について, 古代ギリシャの哲学者アリストテレスは「笛を誰に与えるか？」という議論のなかで,「笛を上手に吹ける人に与えるべき」という結論を導き出しています. アリストテレスの平等論に照らせば,「必要性」とは単なる欲求ではなく, 配分を受けるにふさわしいかどうかの判断であると言えます. すなわち「分配的正義」とは, 単に平等に分け与えるわけでも, 平等に分け与えられることを請求する権利を与えることでもなく, 個々の事情に応じて必要性を勘案したうえで, その人に応じた配分を導き出し, その配分を請求する権利を有するという言い方になります.

　私たちが慣れ親しんだガイドラインは, 病名, 進行期, 年齢層, 合併症のありなしなどの決められた条件が同じであれば, みんな同じ治療法を提案することになります. ガイドラインに従順になりすぎると, 必要のない人にも, 反対にもっと工夫を凝らしたほうがいい人にも, 同じものを半ば強制的に分配してしまうことにつながるでしょう.

　意思決定支援をするにあたっては,「分配的正義」や「必要性」という言葉に含まれている意味や価値観を患者さんやご家族, そしてすべての医療従事者の間で共有することが大切だと思います.

## コトバ, コミュニケーションに特許はない

　インターネットが広く普及して, 本屋さんに行かなくてもクリックすれば, 翌日には手元に本が届くようになりました. 読者のなかには, 紙で作られた本ではなくデジタル書籍を読んでいる人もいることでしょう. そのようなサイトには, 購入者が書評を書くシステムになっているものもあります. そのような書評のなかには, 相当辛口のものもあります. それらの辛口書評のなかで最も多いのは,「以前に読んだ●●と同じで, 目新しくもない」というような「同じ」論でしょう. このように,「同じ」論とは, これは私がすでに読んだことのあるあれと同じことが書いてあるの

93

で，何の価値もないという意見です．

　この本の内容も，一つひとつの文章を切り取ってみると，かつて誰かが書いていたことに相違ありません．コトバによるコミュニケーションは他人が使っているものを真似することで使えるようになるものです．仮にこの過程を踏まないコトバがあったとしても，それは自分にしか意味のわからないコトバになります．結局は誰かに伝えて，その意味が互いに共有できる部分があるからこそ，コミュニケーションが成立するのです．ですから，基本的にはコトバによるコミュニケーションに特許は存在しません．特定の人物しか使ってはいけないコトバなどあってはならないのです．だからと言って，何でも書き写して構わないというわけではありません．

　この本は，読者に一気に通読してもらえることを意識し，「のどごし」よく書こうと努めているので，医師がよく書いている論文調ではありません．ただし，内容や順序はできるだけ論文的に構成しているつもりです（そうでないところには断り書きを入れております）．ところどころにこれまでに発表されている書物や論文の内容を記述している時には，読者の方々が辛くならない程度に文中に著者や書物名を示すなり，参考・引用文献として脚注に書いています．それでも，あら探しをすれば，どこかの一部が，以前に誰かが言っていたこととたまたま同じであるということはいくらでもあると思います．

　前述しているエッセンシャル・マネジメント・スクール（EMS）の受講生が使っていた言葉で，TTPS という略語があります[38]．初めて聞いた時はビジネス英語の頭文字をとったものかと思っていたのですが，答を聞くとコテコテの日本語だったので，思わず吹き出してしまいました．TTPS とは「徹底的にパクって進化させる」の略だったのです．一説には，学びとは「まねぶ」から来ている（※諸説あり）というように，学習は真似をすることから始まります．真似をすることがよくないとされるようになったのは，知的財産権という概念が生まれてきて根付くようになったからでしょう．一方で，あらゆる学問はそれまでに築かれてきたベースがあって，そのうえに付け加えるものを生み出すことで少しずつ発展していくのです．

　大切なことは，これまでの叡智をどう組み合わせて，進化させたものを生み出すかということです．

## 指を自分に

　意思決定支援するというのは，他人の意思決定に関わるということで，悪い言い方をすると，他人の考え方や行動に口をはさむことになります．ここで覚えておか

ないといけない，人生のなかで最も重要な真理があります．それは，自分の力では
せいぜい自分のことしか変えることができないということです．

「私」の目から他人の心のなかは見ることはできません．他人の心のなかに手を
突っ込んで改変しようとするのはおこがましいのです．

私は，常に「指を自分に」向ける姿勢が大切だと，当時 EMS の講師であった大
久保寛司さんから教わりました[39]．初めてこの言葉を耳にした時，私は「何でも自
分のせいにするのはどうなの？」と，とんでもない勘違いをしてしまいました．そ
うではなく，問題に直面した時には，まずは自分から変わらないと，他人の気持ち
や言動を変えることなど望むことはできないという意味なのです．

これまで意思決定支援を形作る要素についてお話ししてきました．なかには患者
さんが陥りがちな心理的な特性についても言及してきましたが，より重要なこと
は，まずあなた自身から変わっていくことであります．

チーム医療のマネジメントにおいても，同じことが言えます．チームをより良い
方向にマネジメントしたいと思うのであれば，自分から能動的に変わっていかなけ
れば，チーム全体が「安心安全の場」になるということは実現できないのです．

## 意思決定支援，成功の秘訣

ようやく「意思決定支援，成功の秘訣」をまとめる道具が揃いました．あとは整
頓して並べるだけです．おそらく，どうして整頓して並べるだけで，成功の秘訣に
なるのだという声が聞こえてきそうです．

構造構成主義には，management based on dynamical parameter system
（MDPS）と名付けられたマネジメントのメタ理論があります[40]．まず，メタ理論
とは何かということを説明します．現実の世界の現象を説明しようとするたくさん
の理論は，それぞれが一定の条件の下で成立する理論である以上，1つの理論だけ
で複雑系である現実世界の現象の1つひとつを説明しつくすことはできません．こ
こまでのお話でも，1つの原因から1つの結果を結びつけるほど，現実の世界に起
こる現象は単純ではないということを説明してまいりましたので，おわかりいただ
けるでしょう．

これではせっかくの理論が何の役にも立たないですね．科学的理論はそれ自体を
発見・開発することも大切ですが，その理論に基づいて目の前に立ちはだかった問
題や苦難を何とかして乗り越えるマネジメントができなければ価値がありません．
メタ理論とは，諸説がありますが，単純化された理論を組み合わせて複雑系に対応

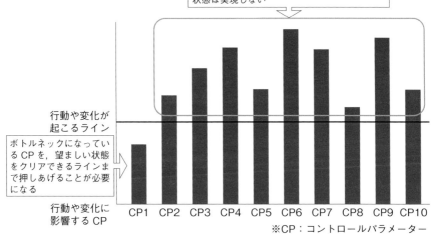

すでに望ましい状態を実現するラインをクリアしている CP が，多く存在していても，1 つ決定的に必要な CP が満たされていなければ，それが何らかの形で補完されない限り，望ましい状態は実現しない

行動や変化が
起こるライン

ボトルネックになっている CP を，望ましい状態をクリアできるラインまで押しあげることが必要になる

行動や変化に
影響する CP

CP1　CP2　CP3　CP4　CP5　CP6　CP7　CP8　CP9　CP10
※CP：コントロールパラメーター

**図1** ある状態や変化が発現するためには必要なパラメータをすべて満たすことが条件となる

(西條剛央. ドラッカー学会年報. 2018; 15: 32-87[40])

できる次元にまで引きあげた理論と解釈できるでしょう.

　MDPS は，結論だけを端的に表現すると，1 つの行為を成し遂げられるようになるには，さまざまなパラメーターのすべてを及第点以上に引きあげる必要があるという考え方です**図1**. 西條は，論文のなかで「歩行」の習得を例に解説しており[40]，人間が歩けるようになるには骨，筋肉，バランス感覚などの身体性，歩こうとする意思，さらには地面の安定性などの環境因子があり，それぞれが相互に影響し合う複雑系の結果として歩けるようになるわけで，それぞれの因子（パラメーター）すべてが一定のレベルに達して，初めて「歩行」という行動変容が起こると説明しています**図2**.

　例えば，研修医が手術がうまくなるために，糸結びを練習しなさいと上級医から指導されたとします. 研修医は空き時間に糸結びの練習をコツコツと続けます. はたして糸結びは上手になりましたが，実際の手術は一向にうまくなりません. では，上級医の言ったことは嘘だったのでしょうか？　そうではありませんよね. 糸結びができないと手術はうまくならないのですが，糸結びだけをしていても手術はうま

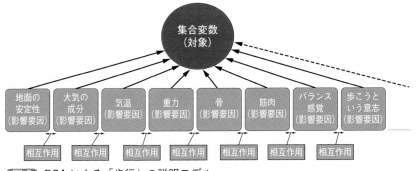

**図2** DSA による「歩行」の説明モデル
(西條剛央. ドラッカー学会年報. 2018; 15: 32-87[40])

くなりません．手術をうまくなるためには，解剖の勉強，上手な人の手術動画を繰り返し見ることも大切です．また，電気メスなどのエネルギー・デバイスの特徴や使い方を知ることも必要でしょう．助手や看護師との連携を図るには，人間関係のマネジメントやその時の手術室の雰囲気をよくすること，何よりも自分自身の体調管理，アンガーマネジメントなどのすべてが完璧とは言わないまでも，常に及第点以上をキープしている必要があります．今あげたのはほんの1例で，読者のみなさんも手術がうまくなるためには何が必要かについて，もっと多くのパラメーターをあげられるでしょう．

　ここまで哲学，特に構造構成主義と行動経済学を中心としたたくさんのパラメーターをあげてきました．MDPS の考え方に基づいてそれらのパラメーターのチェックリストとして整理することで，「意思決定支援，成功の秘訣」としてお役立てできるものと考えております．

　まずは，「指を自分に」の理念から，今からでも自分でできることについては，第4章の「チーム医療，成功の秘訣」(p.32) にあげた，「人がそうする理由を考える」，「肯定サンドイッチ」，「一度にたくさんのことを言わない（ワンミニッツ・ルール）」，「アンガーマネジメント」，「驚き話法」，「訓読みを用いる」があります．そして，魔法のフレーズ「もやもや」は，互いに違和感を持ちながらも1つの目的に向かうチームで共有しておきたい言葉として披露しました．

　第5章 (p.40) のコミュニケーション・スキルについては，今すぐ手に入れるのは難しいでしょう．第6章の最後 (p.63) では，「ゆるし」と「いのり」というキーワードから，自分にとって不都合な事実を受け入れて，いのることを説きました．

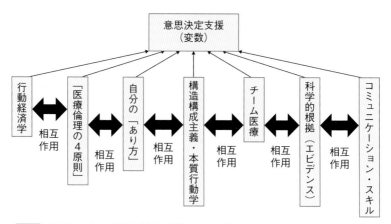

**図3** DSA による「意思決定支援」のモデル

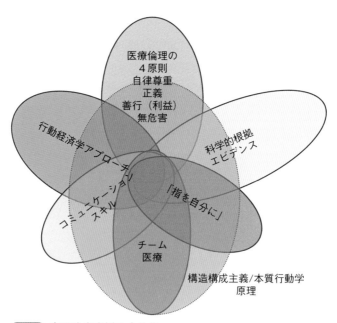

**図4** 意思決定支援の全体像

これは，医療従事者と患者さんの双方に共通するあり方です．第10章（p.88）では，完璧な成果を求めすぎない戦略的ニヒリズムと，多様なあり方を認める「みんなちがって，みんないい」というあり方について述べました．自分自身のあり方に

おいても，これだけの秘訣があります．

　医療チームや患者さん，ご家族で共有しておきたいものとして，哲学や意思決定能力の判断，合理的配慮をあげております．第8章（p.76）では，医療倫理の4原則において，患者さんの「善」は患者さん一人では決め難いこと，さらには「善」に対して，「正義・道徳」や「責務」などが拮抗することを理解してもらおうと試みました．

　第2章の行動経済学の解説では，人間が陥りやすいバイアスに着目して，それを解決する手段としてフレーミング効果，コミットメント，ナッジをあげました（p.6）．

　さらにはコミュニケーション・スキルとして，ハーバード流交渉術 serious illness care program（SICP），共感型コミュニケーションと問題解決型コミュニケーションの使い分け，そして構造構成主義に根差した価値観コミュニケーション[30]についてあげております（第5章，p.40）．

　これらのベースには，方法の原理としてあげました「状況と目的に応じて，方法は変わる」ことを忘れてはいけません．患者さんが持つ価値観，病状，住居，環境はすべて異なりますので，常に同じ方法で成功に導かれるのではありません．これまであげたポイントを網羅した「複雑系」としての意思決定支援運動体として機能することで，多様な支援対象に応じた支援が可能となると信じています．

　これらのパラメーターを，西條論文を参考にして1つのシェーマとして作りあげ，さらに具体的なチェックリストを作成しました 図3 ， 表1 ．

　これで，今回のミッションを終了することとなりました．しかし，読者の皆様には1つの疑問が残ることになります．理屈はさておき，実践はどうなのか？　という疑問です．残念ながら，今回のお話はここまでになります．この疑問に対する答えをお示しできる機会，すなわち続編である臨床例を提示する形の「実践編」の執筆をお許しいただける時期が早く訪れることを願って，構想を練っていきます．

　ここまで読んでいただき，ありがとうございました．

## 表1 チェックリスト

| | | |
|---|---|---|
| 構造構成主義・本質行動学の原理への理解と実践 | 関心（志向）相関性 | |
| | 方法の原理 | |
| | 他者承認の姿勢 | |
| | | 肯定サンドイッチ |
| | | 価値観コミュニケーション[30] |
| | 戦略的ニヒリズム | |
| | 手段・方法を自己目的化しない | |
| あなた自身の「あり方」 | 「指を自分に」 | |
| | 「みんなちがって，みんないい」 | |
| | 「ゆるし」と「いのり」 | |
| | 「もやもや」 | |
| チーム医療 | 他者承認の姿勢 | |
| | | 肯定サンドイッチ |
| | | 価値観コミュニケーション[30] |
| | 「指を自分に」 | |
| | 「みんなちがって，みんないい」 | |
| | 「ゆるし」と「いのり」 | |
| | 「安心安全の場」を作る | |
| 行動経済学 | 知識 | システム1とシステム2について説明 |
| | | プロスペクト理論【確実性効果】 |
| | | プロスペクト理論【損失回避】 |
| | | プロスペクト理論【フレーミング効果】 |
| | | プロスペクト理論【4分割パターン】 |
| | | 現在バイアス |
| | | サンクコスト（埋没費用の誤謬） |
| | | 利用可能性ヒューリスティックス |

JCOPY 498-02292

| | 概要 | 参照ページ |
|---|---|---|
| ☐ | 現象の存在や価値，意味はその人が持つ身体，欲望，関心によって決められる | 7 章 P70 |
| ☐ | 目的と状況によって，方法は変わる | 10 章 P91 |
| ☐ | 他者がそこにいることを承認する姿勢 | 7 章 P74 |
| ☐ | 相手のよいところから述べて，次に，相手にとって耳の痛い話，改善すべきところや相手と異なる意見を述べ，最後には前向きな総括で締める | 4 章 P33 |
| ☐ | 話している相手の価値観を探り，尊重しようとするコミュニケーション | 7 章 P73 |
| ☐ | 完璧な成果を求めすぎない姿勢 | 10 章 P89 |
| ☐ | 目的を達成するための方法・手段自体が目的となってしまうことを避ける | 10 章 P91 |
| ☐ | 容易に変えることのできない他人や環境にではなく，まず自分に目を向ける姿勢 | 10 章 P94 |
| ☐ | 多様なあり方を認める姿勢 | 10 章 P92 |
| ☐ | 自分にとって不都合な事実を受け入れる姿勢 | 6 章 P62 |
| ☐ | 一見すると対立するようなことで，どっちがいいかの議論が白熱しすぎて，お互いが幸せになるという目標を見失ってしまうぐらいなら，「もやもや」するけど，どっちも大切にしながら何とかすることで誰も犠牲にすることなく幸せを目指そうという考え方 | 3 章 P29 |
| ☐ | 他者がそこにいることを承認する姿勢 | 7 章 P74 |
| ☐ | 相手のよいところから述べて，次に，相手にとって耳の痛い話，改善すべきところや相手と異なる意見を述べ，最後には前向きな総括で締める | 4 章 P33 |
| ☐ | 話している相手の価値観を探り，尊重しようとするコミュニケーション | 7 章 P73 |
| ☐ | 容易に変えることのできない他人や環境にではなく，まず自分に目を向ける姿勢 | 10 章 P94 |
| ☐ | 多様なあり方を認める姿勢 | 10 章 P92 |
| ☐ | 自分にとって不都合な事実を受け入れる姿勢 | 6 章 P62 |
| ☐ | 構成員が自分の関心事や価値観に基づいた意見を正直に話せるようになっている | 7 章 P75 |
| ☐ | システム 1 は直感的で素早い判断，システム 2 はゆっくり起こる論理的な判断 | 2 章 P7 |
| ☐ | 100%と 0%という確率を好んで選択する傾向がある． | 2 章 P8 |
| ☐ | 得をするよりも，損をするほうをより嫌う． | 2 章 P9 |
| ☐ | 説明する「フレーム」によって，受け手の意思決定に影響を与える．例えば「利得フレーム」と「損失フレーム」 | 2 章 P9 |
| ☐ | 確率の低い利得局面や確率の高い損失局面ではリスク追求的になる． | 2 章 P10 |
| ☐ | 現在，目の前にあるものの大きさは現実以上に大きく見えて，遠い未来のものを小さく見積もってしまう傾向のこと． | 2 章 P11 |
| ☐ | これまでにかけた費用や時間が無駄になるのを恐れて，同じ方法を続けてしまう傾向 | 2 章 P12 |
| ☐ | 頭の中にあるたくさんの情報のなかから，今，直面している問題と関連する情報のなかで，最も利用しやすい情報を引き出してくることで，即座に判断しようとすること | 2 章 P13 |

| | | |
|---|---|---|
| 行動経済学 | 知識 | 確証バイアス |
| | | 正常化バイアス |
| | | 後知恵バイアス |
| | | 平均回帰 |
| | | トレードオフのタブー視 |
| | 対処 | ナッジ |
| | | コミットメント |
| | | フレーミング |
| | | エビデンス・ベースド・メディスン |
| 医療倫理の<br>4原則 | 自律尊重の原則 | |
| | 正義 | |
| | 善行（利益） | |
| | 無危害 | |
| | バランス | |
| 科学的根拠<br>（エビデンス） | エビデンスを知っている | |
| | エビデンスを用いる | |
| | エビデンスを説明できる | |
| | エビデンスを構築できる | |
| コミュニケー<br>ション・スキル | ハーバード交渉術 | |
| | | 戦術 |
| | | 取引設計 |
| | | セットアップ |
| | 「音読み」でなく「訓読み」を | |
| | Serious illness Care Program<br>(SICP) などの研修 | |
| | 共感型と問題解決型<br>コミュニケーション | |
| | 価値観コミュニケーション[30] | |

JCOPY 498-02292

| | 概要 | 参照ページ |
|---|---|---|
| ☐ | システム 1 による直観的な判断を支持するために，その判断を支持する材料だけを集めようとする偏りのこと | 2 章 P14 |
| ☐ | 自分だけは大丈夫という根拠のない自信のこと，「何だかいけそうな気がする」気持ちのこと | 2 章 P16 |
| ☐ | 結果がわかった後で，それまでの経緯のなかの出来事たちに対して，結果に対する意味づけをして，結果との因果関係があるかのようにとらえる傾向 | 2 章 P17 |
| ☐ | 偶然に起こる出来事に対して，一喜一憂する傾向にあることを表した言葉 | 2 章 P18 |
| ☐ | トレードオフとは，ある選択をする時にその選択肢を選ぶと，引き換えに別のものを失うことを指す | 2 章 P20 |
| ☐ | 横から肘でつつくように「好ましい」選択を促す手法 | 2 章 P21 |
| ☐ | 約束や誓いをすることで，行動変容を促す手法 | 2 章 P12 |
| ☐ | 説明する「フレーム」によって，受け手の意思決定に影響を与える手法 | 2 章 P9 |
| ☐ | 臨床研究を実施した結果による意思決定ができる | 2 章 P19 |
| ☐ | 「自分のことは自分で決める」という意思決定の大前提 | 8 章 P77 |
| ☐ | 例えば，限られた医療資源が一人の患者さんに対して不当なほどに集中することは正義に反するという考え方 | 8 章 P78 |
| ☐ | 素朴に「個人善とは患者さんにとってよいことである」と言ってしまうほうがわかりやすく，「公共善」とは「社会にとって役立つこと」と言い換えることができる． | 8 章 P80 |
| ☐ | 患者さんが選んだ医療行為が明らかに患者さんの心身に危害を及ぼすようなものであれば，たとえ患者さんがそれを強く望んだとしても，医療従事者としてその医療行為を実施してはいけない | 8 章 P77 |
| ☐ | 意思決定においては，4 つの原則のバランスが保たれる必要がある | 8 章 P76 |
| ☐ | ガイドラインや最新の論文について知識がある | 3 章 P27 |
| ☐ | ガイドラインや最新の論文の知識により，診断・治療ができる | 3 章 P27 |
| ☐ | エビデンスが作られた背景を含めて，専門家同士や患者・家族に説明できる | 3 章 P27 |
| ☐ | 臨床研究を計画あるいは協力して，エビデンスの構築に関わる | 3 章 P27 |
| ☐ | 「ハーバード流交渉術」のルーティン（戦術・取引設計・セットアップ）を身に付ける | 5 章 P41 |
| ☐ | 患者の健康と幸福の実現 | 5 章 P42 |
| ☐ | 患者やその家族のおかれている状況，すなわち病状の検査結果や診察の所見だけでなく，居住環境，職業，家族構成，価値観，宗教などの人間としての暮らしぶりを知ったうえで，取引の設計をする | 5 章 P42 |
| ☐ | 交渉のテーブルに誰をつかせるか？ | 5 章 P43 |
| ☐ | 「音読み」でなく「訓読み」のコトバを使う | 5 章 P40 |
| ☐ | Serious illness Care Program（SICP）などの研修を受講する | 5 章 P47 |
| ☐ | 解決したくなる癖を抑えて，じっくり聞くという姿勢 | 5 章 P48 |
| ☐ | すべての人が，その人なりの幸せを手に入れるためには，その人が大切にしているものを知ることから始めなければならない | 7 章 P73 |

# 参考文献

1) ジョン・スチュワート・ミル，著，斎藤悦則，訳．自由論．東京: 光文社; 2012．

2) 西條剛央．構造構成主義とは何か．次世代人間科学の原理．京都: 北大路書房; 2005．

3) 西條剛央．チームの力．東京: 筑摩書房; 2015．

4) 大竹文雄，平井　啓．医療現場の行動経済学: すれ違う医療と患者．東京: 東洋経済新報社; 2018．

5) 大竹文雄，平井　啓．実践医療現場の行動経済学: すれ違いの解消法．東京: 東洋経済新報社; 2022．

6) 大竹文雄．行動経済学の使い方．東京: 岩波書店; 2019．

7) ダニエル＝カーネマン，著，村井幸子，訳．ファスト＆スロー　あなたの意思はどのように決まるか？　東京: 早川書房; 2014．

8) 日本集中治療医学会倫理委員会．DNAR (Do Not Attempt Resscitation) の考え方．日本集中治療学会医学誌．2017; 24: 2018-15．

9) Cass R Sunstein. The Ethics of Nudging. Yale Journal on Regulation. 2015; 32: 413-50.

10) 西條剛央．コーチングの本質とは何か？　支援対話研究．2018: 5; 31-66．

11) デービッド・A・ラックス，ジェームズ・K・セベニウス，著，斉藤裕一，訳．最新ハーバード流 3D 交渉術．東京: CCC メディアハウス; 2007．

12) 西條剛央．ドラッカー思想の本質観取—新たな本質観取の方法　http://drucker-ws. org/wp/wp-content/themes/drucker_workshop2012/projects/pdf/annualreport_ vol14.pdf

13) Mori M, Fujimori M, van Vliet LM, et al. Explicit prognostic disclosure to Asian women with breast cancer: A randomized, scripted video-vignette study (J-SUP-PORT1601). Cancer. 2019; 125: 3320-9.

14) Mori M, Fujimori M, Hamono J, et al. Which Physicians' Behaviors on Death Pronouncement Affect Family-Perceived Physician Compassion? A Randomized, Scripted, Video-Vignette Study. J Pain Symptom Manage. 2018. 55: 189-97.

15) Kurtz SM, et al. Teaching and Learning Communication Skills in Medicine, 2nd ed. Radcliffe Pub. 2005.

16) Buckman R. Breaking bad news: why is it still so difficult?　Br Med J (Clin Res Ed). 1984; 288: 1597-9.

17) Buckman R, Kanson Y. How to Break Bad News. A Guide for Health Care Professionals. Johns Hopkins Univ. Pr. 1992.

18) Baile WF, Buckman R, Lenzi R, et al. SPIKES-A six-step protocol for delivering

bad news: application to the patient with cancer. Oncologist. 2000; 5: 302-11.

19) Fujimori M, Shirai Y, Asai M, et al. Development and preliminary evaluation of communication skills training program for oncologists based on patient preferences for communicating bad news. Palliat Support Care. 2014; 12: 379-86.

20) Bernacki R, Hutchings M, Vick J, et al. Development of the serious illness care program: a randomised controlled trial of a palliative care communication intervention. BMJ Open. 2015; 5: e009032.

21) Paladino J, Bernacki R, Neville BA, et al. Evaluating an Intervention to Improve Communication Between Oncology Clinicians and Patients With Life-Limiting Cancer: A Cluster Randomized Clinical Trial of the Serious Illness Care Program. JAMA Oncol. 2019; 5: 801-9.

22) バイタルトーク日本版, 編集. 伊藤　香, 大内　啓, 著. 緊急 ACP VitalTalk に学ぶ 悪い知らせの伝え方, 大切なことの決め方. 東京: 医学書院; 2022.

23) 永井　均. 存在と時間－哲学探究 1. 東京: 文芸春秋; 2016.

24) 入不二基義. あるようにあり, なるようになる 運命論の運命. 東京: 講談社; 2015.

25) 青山拓央. 時間と自由意志: 自由は存在するか. 東京: 筑摩書房; 2016.

26) J.E マクタガード, 著, 永井　均, 訳. 時間の非実在性. 東京: 講談社; 2017.

27) アダム＝スミス, 著, 高　哲男, 訳. 道徳感情論. 東京: 講談社; 2013.

28) 永井　均. 世界の独在論的存在構造: 哲学探究 2. 東京: 春秋社; 2018.

29) ジョン＝ロールズ. 公正としての正義 再説. 東京: 岩波書店: 2020.

30) 阿部泰之. 正解を目指さない?! 意思決定⇔支援 人生最終段階の話し合い. 東京: 南江堂; 2019.

31) 阿部泰之. ナニコレ? 痛み×構造構成主義 痛みの原理と治療を哲学の力で解き明かす. 東京: 南江堂; 2016.

32) 岡本拓也. わかりやすい構造構成理論―緩和ケアの本質を解く. 東京: 青海社; 2012.

33) 厚生労働省. 人生の最終段階における医療・ケアの決定プロセスに関するガイドライン. 平成 30 年改訂. 2018.

34) ロバート・ノージック, 著, 嶋津　格, 訳. アナーキー・国家・ユートピア. 東京: 木鐸社; 1995.

35) 西條剛央, 京極　真, 池田清彦. 構造構成主義の展開 21 世紀の思想のあり方. 現代のエスプリ. 475. 東京: 至文堂; 2007.

36) マイケル＝サンデル, 著, 鬼澤　忍, 訳. これからの正義の話をしよう いまを生き延びるための哲学. 東京: 早川書房; 2011.

37) P.F. ストローソン, P.V. インワーゲン, D. デヴィッドソン. 自由と行為の哲学. 東京: 春秋社; 2010.

38) 中尾隆一郎, 鈴木利和, 肱岡優美子. 学びを最大化する TTPS マネジメント. 東京:

　　ディスカヴァートゥエンティワン; 2020.

39) 大久保寛司. あり方で生きる. 東京: エッセンシャル出版; 2019.

40) 西條剛央. マネジメントのメタ理論 MDPS の構築—構造構成主義に基づくドラッカー・マネジメントとダイナミック・システムズ・アプローチの融合. Annual Report 2018. ドラッカー学会年報　文明とマネジメント転換期のマネジメント. 2018; 15: 32-87.

■ P.45-48 への参照

・森田達也. 緩和ケア・コミュニケーションのエビデンス　ああいうとこういうはなぜ違うのか？　東京: 医学書院; 2021.

JCOPY 498-02292

# おわりに

　この本を書いてほしいという依頼をいただいたのは，COVID-19 のパンデミックが起こり 1 年が過ぎて，国民の気持ちが緩みつつあると指摘されていた頃でした．政府の分科会のメンバーでもあった大竹文雄先生は，行動経済学の見地から国民の行動変容をどのように促すかについて苦労されている多忙な身でありながら，2，3 カ月に 1 度の「医療行動経済学研究会議」を主宰し続けておられます．2022 年 4 月に，研究会議から「医療現場の行動経済学　すれ違う医者と患者」(2018 年，東洋経済新報社) の続編「実践 医療現場の行動経済学：すれ違いの解消法」(2022 年，東洋経済新報社) が出版されました．私もその本のなかで，行動経済学的アプローチをがん患者の臨床にどう生かしているのかを語っています．この本の前半分を理解する助けになりますので，ぜひ手に取っていただけるとありがたいです．

　その医療行動経済学研究会に入るきっかけとなった大阪大学の平井啓先生とは COVID-19 パンデミックのなかにおいても，患者会の方々や製薬企業を交えたコミュニケーション・スキルに関する動画撮影を通して，この本のエッセンスとなるコミュニケーション・スキルのヒントをいただきました．

　意思決定支援の方法論を語るにあたり，行動経済学的アプローチのなかのフレーミング，コミットメント，ナッジやそのほかの心理学的手法は手段として有効であることは理解しています．しかし，あくまでもそれらは手段であり，患者さんの幸福（善）を追求するという目的を達成するには，これらの手段だけではかなり物足りなさを感じてました．

　その後に出会った西條剛央先生，阿部泰之先生からは構造構成主義/本質行動学に基づいたマネジメントのメタ理論という，これまで学んできた数々の武器たちを包括する哲学を私にもたらしてくれました．

　神戸大学緩和支持治療科の木澤義之教授には SICP をご紹介いただくとともに，WEB での研修会にもお誘いいただき，コミュニケーション・スキル教育の重要性を教えていただきました．

　人と人が直接会って話すことが難しい時期を過ごすなかでも，このように WEB を通じて多くの先生方と交流を持たせていただけたことで，現段階での私の着地点というか「足場」ができたと思います．お名前をあげた先生方はもちろんのこと，

大阪大学社会ソリューションイニシアティブ（SSI）を主宰されている堂目卓先生には，本文中にも触れました，アダム＝スミスの哲学者としての一面について，「道徳感情論」の読書会にお誘いいただき，直に教えていただきました．紙面の都合でお示しできなかった諸先生方にも心より感謝します．

　さて，「足場」と表現しましたのは，私自身もこの本に書いたことを出発点にして，これからも進化し続けなければならないと思っているからです．この本は「成功の秘訣」と大上段に銘打ちましたが，まだまだ物語は序盤だとも思っています．

　いつの日か，もっといいものがお見せできそうだと思えた時に，筆を執る機会を与えていただけるものであれば，ご披露できる日を心待ちにしております．

2022 年 5 月

堀　謙輔

JCOPY 498-02292

# 索 引

## ■あ

| | |
|---|---|
| 後知恵バイアス | 17 |
| アリストテレス | 93 |
| アンガーマネジメント | 36 |
| 安心安全の場 | 75, 95 |

## ■い

| | |
|---|---|
| いのり | 62 |
| 医療倫理の4原則 | 76 |
| インセンティブ（動機づけ） | 79 |
| インフォームド・コンセント | 3 |
| インフォームド・チョイス | 23 |

## ■え

| | |
|---|---|
| エビデンス・ベースド・メディスン（EBM） | |
| | 27 |

## ■お

| | |
|---|---|
| 「同じ」論 | 93 |
| オプトアウト | 22 |
| オプトイン | 22 |

## ■か

| | |
|---|---|
| 改正障害者雇用促進法 | 85 |
| 外的コミットメント | 12 |
| 格差原理 | 82 |
| 確実性効果 | 8 |
| 確証バイアス | 14, 15 |
| 関心相関性 | 73 |

## ■き

| | |
|---|---|
| 強化理論 | 24 |
| 共産主義 | 82 |
| 均霑化 | 27 |

## ■く

| | |
|---|---|
| 愚行権 | 2 |
| グループ・ウェア | 35 |

## ■け

| | |
|---|---|
| 現在バイアス | 11 |

## ■こ

| | |
|---|---|
| 肯定サンドイッチ | 34 |
| 功利主義 | 82 |
| 合理的配慮 | 85 |

## ■さ

| | |
|---|---|
| 差異性 | 66 |
| 裁き | 54 |
| サンクコスト（埋没費用）の誤謬 | 12 |

## ■し

| | |
|---|---|
| 恣意性 | 66 |
| シェアード・ディシジョン・メイキング | |
| | 3, 41 |
| 志向性 | 80 |
| システム1 | 7 |
| システム2 | 7 |
| 自然発生的な責務 | 83 |
| 実現可能性 | 54 |
| 自由原理 | 82 |
| 手段・方法の自己目的化 | 91 |
| 障害者差別解消法 | 85 |
| 障害特性 | 85 |
| 自律尊重の原則 | 77 |
| 心理的安全性 | 33, 75 |

■す

スラッジ（sludge） 24

■せ

正義 80
正義の原則 77
正常化バイアス 16
セットアップ 42, 43
善 80
善行の原則 77
戦術 42
戦略的ニヒリズム 89

■そ

損失回避 9
損失フレーム 9

■た

タウマゼイン 37
他行為可能性 52, 55, 62
他者承認 74
他者との間で約束をした責務 83

■て

デフォルト 21

■と

道徳 80
道徳感情論 59
取引設計 42
トレードオフ 20

■な

内的コミットメント 12
ナッジ 21

■は

ハーバード流交渉術 41
バイアス 7
パターナリズム 4
ハロー効果 17

■ひ

ヒューリスティックス 7, 13

■ふ

フレーミング効果 9
フレーム 9
プロスペクト理論 7
分配的正義 82, 93

■へ

平均回帰 18
蔽盲性 66

■ほ

方法の原理 91

■ま

マウンティング 90
マキシミン・ルール 82

■ゆ

ゆるし 62

■り

利益 80
利他性 50
利得フレーム 9
リバタリアニズム 3
リバタリアン・パターナリズム 5
利用可能性ヒューリスティックス 13

■れ

連帯の責務 83

■ろ

論理的可能性 52, 54

■B

best supportive care 61

■E

EBM（evidence based medicine） 27
EBP（evidence based practice） 27

■I

informed consent 41

■M

MDPS（management based on
　dynamical parameter system） 95

■P

PRO（patient reported outcome） 38

■S

SHARE 46
shared decision making 3, 41
SPIKES 46

■T

TTPS 94

## 著者略歴

堀　　謙　輔 (ほり　けんすけ)

【略歴】
1969 年　奈良県御所市に生まれる
1994 年　奈良県立医科大学医学部卒業
同年　　奈良県立医科大学産科婦人科学教室入局
同年　　兵庫県立西宮病院産婦人科非常勤医員
1996 年　奈良県立医科大学付属病院産婦人科非常勤医員
2001 年　奈良県立五條病院産婦人科医長
2006 年　関西ろうさい病院産婦人科医員
2014 年　関西ろうさい病院産婦人科第 2 部長
2021 年　関西ろうさい病院緩和ケアセンター長兼任

【おもな所属学会・資格】
日本産科婦人科学会　　　　指導医
日本婦人科腫瘍学会　　　　指導医
日本癌治療学会　　　　　　がん治療認定医
日本緩和医療学会　　　　　緩和ケアの基本教育に関する指導者
日本周産期・新生児学会　　新生児蘇生法専門コースインストラクター
医療安全管理者（全日本病院協会および日本医療法人協会認定）
エッセンシャルマネジメントスクール・フェロー（特別研究員）

【学会における役職】
日本婦人科腫瘍学会代議員，同査読委員（Journal of Gynecologic Oncology を含む）
日本癌治療学会学会誌 International Journal of Clinical Oncology（IJCO）査読委員
婦人科悪性腫瘍研究機構（JGOG）理事，同 COI 委員会委員，同施設認定・監査委員会委員
日本サイコオンコロジー学会体験者・家族連携委員会（仮称）ピアサポート小委員会委員
日本癌治療学会認定がん診療連携・認定ネットワークナビゲーター委員会委員
兵庫県がん診療連携協議会緩和ケア部会コアメンバー
関西臨床腫瘍研究会（KCOG）社員・倫理委員会委員

がん患者の意思決定支援 成功の秘訣　　　　　　Ⓒ

発　　行　2022 年 7 月 1 日　　　1 版 1 刷

著　者　堀　　謙　輔

発 行 者　株式会社　中外医学社

　　　　　代表取締役　青 木　　滋

　　　　　〒 162-0805　東京都新宿区矢来町 62
　　　　　電　　話　　03-3268-2701（代）
　　　　　振替口座　　00190-1-98814 番

印刷・製本／三報社印刷（株）　　　　　　〈MS・MU〉
ISBN 978-4-498-02292-8　　　　　　Printed in Japan